宮川高一［著］

シリーズ・福祉と医療の現場から 6

1型糖尿病をご存知ですか？

「1型はひとつの個性」といえる社会をめざして

WELFARE AND MEDICAL

ミネルヴァ書房

はじめに

皆さんは、1型糖尿病という病気をご存知ですか？

「太った人がなるメタボの病気」「甘いものを食べたからなる病気」「先天性の病気」などと思っている人がいるかもしれませんが、それらは全くの誤解です。そもそも、糖尿病には1型と2型があることを知らない人が多いのではないでしょうか。

一般に「糖尿病」として知られているのは、正しくは「2型糖尿病」です。「1型糖尿病」は、日本においては2型糖尿病よりずっと患者数の少ない病気です。診断も難しいところがあり、正確な実数すらわかっていません。1型糖尿病の本当の姿は知られていないのが現実です。この「1型〝糖尿病〟」という用語が非常に誤解を与えているわけですが、代わりの適当な医学用語がないのです。

私は1型糖尿病を専門に診《み》ている医師ではありません。糖尿病の臨床医として地域医療を一所懸命やっていくなかで、いつの間にか1型糖尿病の通院者が多くなっていました。本気で糖尿病臨床医療をがんばっていくと、1型糖尿病をめぐる問題に突き当たるといっても過言ではないでしょう。私から見ても、医療従事者ですらこの1型糖尿病について十分に理解していないことが多いのです。残念なことに、2型糖尿病と同じ治療をする医療機関がまだ存在しているのも事実です。

結論からいえば、私は、1型糖尿病は病気ではないと思っています。ひとつの「体質」「個性」です。インスリン注射療法と生活とのバランスをとり、血糖コントロールをよく維持すれば、合併症を起こすことなく健康な人生を送れます。ちょうど視力の弱い人にとっての「めがね」のようなものが、「インスリン注射」にすぎないのです。ですから、学校生活も仕事もほぼ制限なくできますし、妊娠出産も問題ありません。スポーツ選手や政治家など各方面で活躍している人々のなかにも、1型糖尿病の人はたくさんいます。

一方、1型糖尿病の方は、一生にわたり一日四～五回のインスリン注射・血糖自己測定などが必要です。そして、現在のところ、この病気は治癒しません。インスリン注射を中止すれば、数日以内にケトアシドーシス（→P21）で死亡します。血糖コントロールがうまくいかなければ、合併症を発症して視覚障害や透析などに至ることもあります。この点からいえば、1型糖尿病は「難病」です。

さらに1型糖尿病の患者さんを苦しめるのは、医療費がかかることです。年に三十〜四十万円くらいはかかるのです。現在のところ、1型糖尿病は「指定難病」ではなく、二十歳を超えると（二十歳未満までは医療費の補助がある）、医療費の負担が一生重くのしかかってきます。つまり、1型糖尿病の患者さんは、「個性」ともよべる健康な人である側面と、医療費がかかり、まだ世間によく知られていないために、もろもろの誤解に苦労するという負の側面の両方をもっているのです。

私は医師として、1型糖尿病の方々からたくさんのことを学びました。治療をきちんと受けながら、志望の大学に入り、就職して、良い家庭をつくっている方々がたくさんいらっしゃいます。治療を勤勉におこなうことと、社会生活を勤勉に送ることは、基本は同じです。1型糖尿病の患者さんたちは、自分に合った治療法（インスリン療法ばかりでなく食事・運動などの日常生活法）を「発見」「発明」されています。それが非常にうまくいっていることが多く、私はいつも感心しています。そうした「治療法」は、私の治療のレパートリーを広げてくれています。またSN

Sが発達した現代、1型糖尿病の方々が全国規模でSNSで交流しているのもすごいなと思います。その経験交流は、医療の発展に大きく寄与しています。しかし一方で、この流れから取り残された1型糖尿病患者さんもいらっしゃいますし、社会との折り合いや医療機関との折り合いで苦しんでいる患者さんもたくさんいらっしゃいます。

そんなことを日頃から感じていた私が、本書を著そうと思った動機はなんでしょうか？　ひとつには、1型糖尿病の正しい理解と社会的認知度を上げたいと思ったからです。もうひとつは、1型糖尿病の患者さんや医療者は、より広いネットワークをつくる必要があると思ったからです。この背景には、患者さんにとって、医者の言葉よりも、同じ病気に悩む人の言葉のほうが役に立つという思いがあります。

そのため、この本では、悩み、奮闘している多くの1型糖尿病の方々（それは仲間であり、同志です）の手記を取り上げました。大げさですが、そこから新しい「共生社会」が展望できるのではとも考えています。

私は、ひとりでも多くの人に、1型糖尿病について、そして1型糖尿病の人々を取り巻く現状と「思い」について、ぜひ知っていただきたいと思います。そして、願わくば、この本が、ほかのさまざまな病気について考えてみるきっかけになれば、こんなにうれしいことはありません。どんな人でも、突然、自分や家族が病におそわれることはあるのですから。

1型糖尿病は将来「治癒」できる時代が必ずくると信じています。膵臓《すいぞう》のインスリン分泌細胞（膵島《すいとう》細胞という）が破壊されただけで、ほかは全く問題ないのですから、たとえばiPS細胞による膵島移植が可能になれば、1型糖尿病は治癒に近づくでしょう。

未来は明るい！　今を大切に生きよう！　という思いを、皆さんと共有できれば幸いです。

医療法人社団ユスタヴィア理事長・クリニックみらい国立院長・
日本糖尿病学会学術評議員　指導医　専門医
宮川高一

もくじ

第三章 「1型糖尿病難民」を生まないために

第四章　1型糖尿病「治らない」病気から「治る」へ向けて

第一章　1型糖尿病の基礎知識

1型糖尿病と2型糖尿病

残念なことに1型糖尿病の社会的認知度は、非常に低いのが現実です。「糖尿病は糖尿病、なのに1型って何？」「先天的な病気？」「甘い物を沢山食べたからなったの？」などと思う人もたくさんいます。もちろんいずれも誤りです。

全国の「糖尿病を発症したことがない人千人」を対象にしたアンケートによると、「疾患の名前さえ知らない」と答えた人が、六割を占めていました（二〇一三年の調査）。

一般に認識されている糖尿病は、正しくは、2型糖尿病という病気で、日本人の糖尿病患者の約九〇％を占めています。

1型も2型もどちらも、インスリンという生命維持に重要なホルモンの分泌が関係していますが、2型糖尿病は、インスリンの分泌が悪い（インスリン分泌不全）遺伝的背景の上に、食習慣や運動不足を契機として、インスリンの効き具合の悪さが増大（インスリン抵抗性）し、血糖値が上昇して発症する病気です。ですので、エネルギー制限を主体とした食事療法（現在では糖質制限の是非が検討されていますが）や運動療法が治療の根幹になります。それらをおこなった上でなお血糖コントロールが得られない場合には、経口糖尿病薬やインスリン注射などの薬物療法を加えます。現在では、週一回飲めばいい経口薬や、週一回の注射でいいＧＬＰ《ジーエルピー》－１《ワン》受容体作動薬という新しいタイプ（インスリンではありません）の注射もあります。

一方、１型糖尿病は、自己免疫疾患（体内に入ってきた異物を認識して攻撃するための役割をもつ免疫システムが、自分自身の正常な細胞や組織に対してまで攻撃を加

●１型糖尿病と２型糖尿病の比較

	１型糖尿病	２型糖尿病
発症機構	自己免疫を基礎にした膵臓の β 細胞の破壊により発症。自己免疫疾患の合併が少なくない	インスリン分泌の低下・抵抗性に、運動不足・過食・ストレスなどの環境因子が加わり発症
インスリン分泌能	絶対的欠乏 生命維持のためインスリン注射が不可欠 〈インスリン依存状態〉	相対的なインスリン不足 インスリン分泌低下やインスリン作用不足 〈インスリン非依存状態〉
治療	基本：インスリン療法 補助：食事と運動	基本：食事と運動 補助：経口薬、GLP-1 受容体作動薬、インスリン療法
家族歴	２型の場合より少ない	しばしばあり
発症年齢	小児～思春期が多いが、中高年でも認める	40 歳以上に多いが、若年発症も増加
肥満度	関係なし	肥満または肥満既往が多い
自己抗体	GAD 抗体、IAA、ICA、IA-2 抗体などの陽性率が高い	陰性

出典：『糖尿病療養指導の手びき　改訂第5版』（日本糖尿病学会 編著／南江堂刊／2015年）p.42-43

えてしまうことで起こる疾患の総称）とよばれる疾患です。ウイルス感染などを契機に、自分自身の免疫システムが、自分の膵臓の膵島という部分にあるインスリン分泌細胞を「侵入してきた敵」と考え、攻撃してしまう。たとえばウイルス感染の場合、敵のウイルスと、自分のインスリン細胞とが見分けがつかず、両方とも敵として攻撃してしまう。自分で自分を攻撃してしまうのですから、完膚なきまでにインスリン分泌細胞を破壊してしまい、全くインスリンが体になくなってしまうのです（→P18図参照）。この病気は、自己免疫疾患になりやすいという遺伝的背景はたしかにありますが、ウイルス感染、自己免疫の作動、β《ベータ》細胞への攻撃といういわば偶然が重なり、「交通事故」のように、本人の生活習慣や肥満とは全く関係なく、発症してしまいます。もちろん先天性の病気ではありません。発症のメカニズムについてはずいぶんわかってきていますが、まだ十分には解明されていません。1型糖尿病は十代に発症することが多いことから、以前は「小児糖尿病」ともよばれていました。治療にはインスリンが必須となります。インスリンが発見され治療に応用される以前には、糖尿病性昏睡《こんすい》を起こし、死に至る病でした。

体内におけるインスリンの働きとは

１型・２型ともに糖尿病を知るためには、インスリンの働きについて理解する必要があります。

インスリンの分泌が足りないと、血糖値（血液中のブドウ糖濃度）の上がる体質になってしまいます。

私たちが食べた食品は、胃で消化されてブドウ糖になります。ブドウ糖が血液中に入ったとき、インスリンが分泌されます。インスリンは、ブドウ糖を体中の組織や細胞に運んでエネルギーに変換するのを助けます。ところが、このインスリンが不足すると、エネルギーになるはずのブドウ糖が組織や細胞に入ることができずに血液中に充満して、血糖値が高くなってしまうのです。またインスリンは、蛋白質や脂質の体内での代謝にも密接に関係します。簡単にいえば血液のなかに栄養がありあまっている（高血糖など）にもかかわらず、それが利用できない病気、それが糖尿病なのです。

1型糖尿病の発症は、膵臓のβ細胞のなかの蛋白質であるインスリンがなんらかの変格によって（ウイルス感染が一番多い）、白血球の一種であるリンパ球のT細胞の標的となってしまうことが原因になっています。リンパ球はインスリンを異物とみなして攻撃し膵臓に炎症をあたえます。するとβ細胞が壊れてしまい、インスリンが出なくなってしまうというメカニズムです。異物を叩くことをリンパ球のT細胞に教える教育係ともいえるHLA《エイチエルエー》（ヒト白血球抗原）の特定の型が関わっていると考えられていて、そのいくつかの型をもちあわせていると1型糖尿病になるリスクが高まるということがわかってきています。ですから、この病気の発症

●1型糖尿病の発症の仕組み

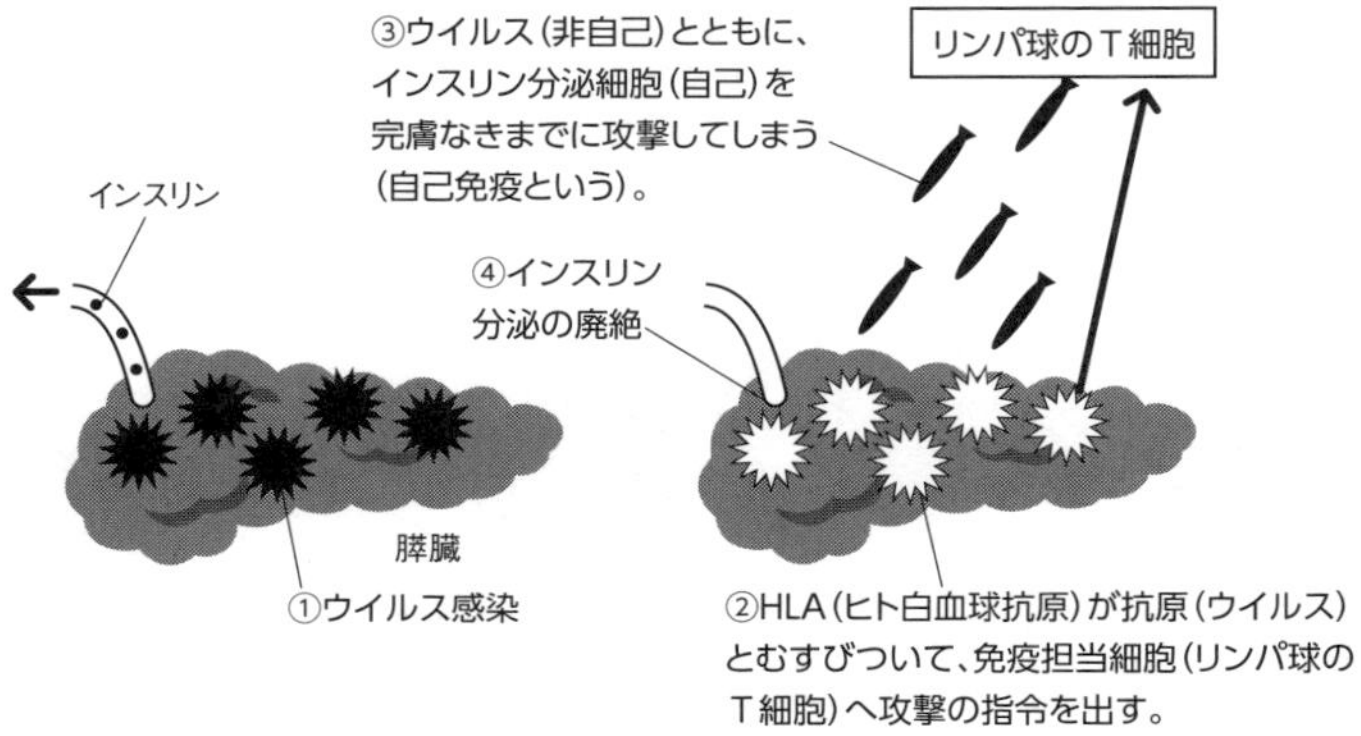
③ウイルス（非自己）とともに、インスリン分泌細胞（自己）を完膚なきまでに攻撃してしまう（自己免疫という）。
リンパ球のT細胞
インスリン
④インスリン分泌の廃絶
膵臓
①ウイルス感染
②HLA（ヒト白血球抗原）が抗原（ウイルス）とむすびついて、免疫担当細胞（リンパ球のT細胞）へ攻撃の指令を出す。

●インスリンの働き

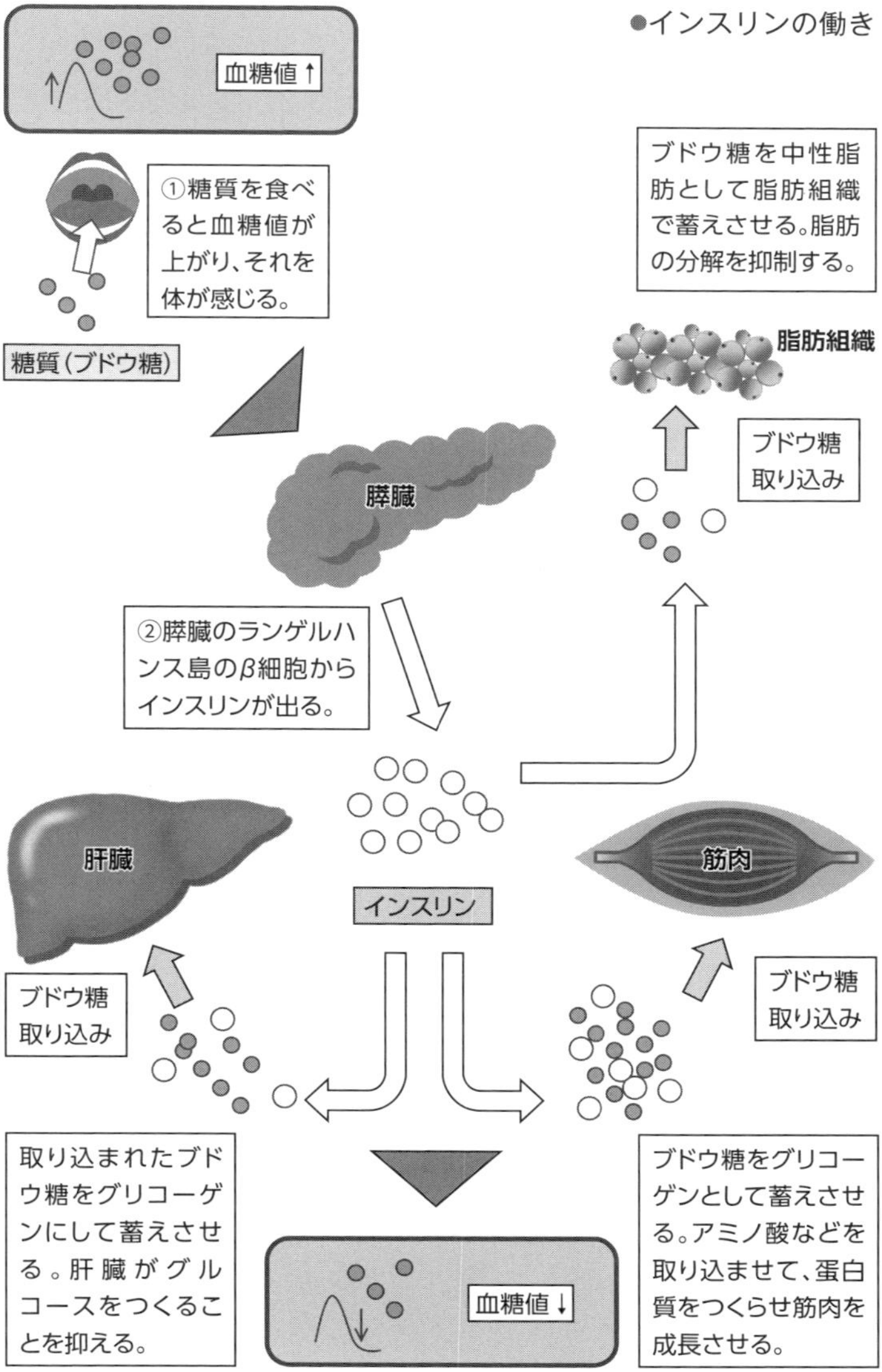
血糖値↑
①糖質を食べると血糖値が上がり、それを体が感じる。
糖質（ブドウ糖）
膵臓
②膵臓のランゲルハンス島のβ細胞からインスリンが出る。
インスリン
ブドウ糖を中性脂肪として脂肪組織で蓄えさせる。脂肪の分解を抑制する。
脂肪組織
ブドウ糖取り込み
肝臓
ブドウ糖取り込み
筋肉
ブドウ糖取り込み
取り込まれたブドウ糖をグリコーゲンにして蓄えさせる。肝臓がグルコースをつくることを抑える。
血糖値↓
ブドウ糖をグリコーゲンとして蓄えさせる。アミノ酸などを取り込ませて、蛋白質をつくらせ筋肉を成長させる。

は不幸の偶然が重なって起きてしまうともいえます。考え方によっては、全く健康な人が、自己免疫という誰でももっている機能によって、突然ある臓器が攻撃されてしまい、それがたまたま膵臓だったために1型糖尿病になってしまったともいえます。

どんな病気でも、患者さんが「まさか自分が？」と発症当初に思われるのは同じかもしれません。しかし、1型糖尿病の患者さんはその最たるものだといえるのではないでしょうか。

糖尿病の合併症

1型糖尿病では、インスリンが全くないために、ブドウ糖を使えません。そこで緊急に脂肪を分解して、ケトン体を生成します。脳は、ブドウ糖以外ではこのケトン体を使わないかぎり生存できません。ところがこのケトン体は強酸性物質です。またインスリンがないために高血糖にもなります。すると、1型糖尿病の患者さんは、体が酸性になり、高血糖による多尿（過剰なブドウ糖を水に溶かして尿に捨てるために多尿になる）による脱水により昏睡に至り、治療をしなければ死んでしまいます。この状態を糖尿病ケトアシドーシス（アシドーシスとは酸性状態ということ）といいます。1型でインスリンが全く枯渇していれば、インスリン中止後、二～三日以内に起こります。2型糖尿病においても重症感染症や清涼飲料水の多飲などインスリンがとくにたくさん必要な場合に起こることがあります。

　1型であれ、2型であれ、血糖値が高いまま、十年、二十年放置していると、体中の血管や組織が高血糖により異常をきたしてきます。小さな毛細血管が変性して起こる①細小血管症（毛細血管がとくに多い眼の網膜と腎臓に起こる。それぞれ網膜症、腎症という。視覚障害や腎不全透析に至る）、②神経障害（神経細胞が高血糖による種々のメカニズムで破壊される。しびれ、痛み、感覚鈍麻などの知覚神経障害、発汗異常、立ちくらみ、胃のもたれ感、便秘、下痢、ＥＤ《イーディー》（勃起不全）、排尿障害などの自律神経障害など多彩な症状が特徴）があげられます。これらは糖尿病特有の障害です。

さらに脳梗塞、心筋梗塞、末梢動脈疾患などの③大血管障害（動脈硬化症）もあります。これらはとくに脂質異常症、高血圧、喫煙などとともに相乗的に重症化します。いわゆる2型の原因ともなる「メタボリックシンドローム」は、脂質異常症、高血圧を合併しますので、この動脈硬化症を非常に起こしやすくなるのが特徴です。神経障害と動脈硬化が相まって、④糖尿病性足壊疽《あしえそ》を起こします。足が腐ってくる状態です。

ただこれらの合併症は血糖コントロールを良好に保ち、定期的に検査をして合併症の早期発見に心がければ、重症化は防ぐことができるどころか、ほぼ完ぺきに防げます。

最近では新たに注目されてきた、合併症があります。⑤糖尿病では「がん」による死亡率が増大します。糖尿病のない人と比べると死亡率は、一・三倍くらいになるという報告もあります。⑥認知症の発症率が二～四倍になります。さらに⑦骨質の低下による骨折増加、筋力の低下、虚弱（フレイル）の増加、⑧感染症、⑨歯周病などです。これらもインスリン不足、高血糖による結果と考えられています。全身が侵される病気、それが糖尿病です。

ただ重要なことは、細小血管症、神経障害は１型糖尿病で典型的に起こるものの、ほかの合併症については、２型糖尿病による研究がほとんどで、１型糖尿病についてはまだ十分に解明されていない点が多々あることです。私見ですが、脂質異常症や高血圧などほかの疾患を合併することが多い２型糖尿病に比べると、血糖コントロールがある程度良ければ、このような合併症になる可能性は、１型糖尿病のほうがずっと低いと考えています。

１型糖尿病の三つのタイプ

１型糖尿病は、インスリンをつくるβ細胞が破壊されるスピード（進行の速さ）により、「劇症１型糖尿病」「急性発症（典型発症）１型糖尿病」「緩徐進行１型糖尿病」の三つのタイプに分類されます。

いきなり二〜三日から一週間でβ細胞が破壊されてしまうのが「劇症１型糖尿病」

です。この場合、一日ごとの単位でβ細胞が破壊され、インスリンが出なくなってしまいます。直ちに外部から体内にインスリンを補充しないと「糖尿病性ケトアシドーシス」といわれる急性の合併症を起こし、生死に関わることもあります。約七割の患者で前駆症状として上気道炎症状（発熱、咽頭痛など）、消化器症状（上腹部痛、悪心《おしん》・嘔吐など）を認めます。すなわちその発症にウイルス感染が強く関与していることが考えられています。これは、二十歳以上の大人が多く発症します。

私の患者さんでは、新婚旅行でニューヨークに行く際に、出発時には全く症状がなく、飛行機のなかで口渇、全身倦怠が発症、旅行二日目は旅先でホテルで休まざるを得ず、三日目にニューヨークの大学病院にケトアシドーシスで緊急入院したという方がいます。

「急性発症（典型発症）1型糖尿病」は、数週間から月単位で、β細胞が破壊される場合をいいます。劇症1型糖尿病と同様に、すぐにインスリンを補充しはじめなくてはなりません。典型的な1型糖尿病です。小児期に発症するのはこのタイプがほとんどです。少し時間がかかって発症するので、現在では、学校検尿や、急な全身倦怠、口渇、体重減少などで、糖尿病性ケトアシドーシスになる前に発見されることも多々あります。

「緩徐進行1型糖尿病」は、ゆっくりと徐々にインスリンが出にくくなるため、2型糖尿病と区別がつかないこともあります。早期発見できなかったために症状が進行してしまいがちです。とくに2型と間違えられ、経口血糖降下薬（スルホニル尿素薬という）を使用していると病状が進行しやすく、注意が必要です。

どのタイプにしても、1型糖尿病が原因で体調不良を起こす場合、当初は単なる風邪や疲れだと思うことがあります。医療機関も、それ以前に1型糖尿病の患者さんを診たことがない場合、風邪薬を処方するだけで、「様子を見ましょう」ということになりがちです。「急性発症1型糖尿病」の場合には、ケトアシドーシスだと腹痛がきますので、よく胃腸炎と誤診されてしまいがちで、注意が必要です。

なお、日本では「劇症1型糖尿病」は、1型糖尿病全体のうち二〇％程度。年間三百人ほどが発症し、患者数は二万人ほどと推計されています。また、国内の十五歳未満の1型糖尿病の患者さんは、十万人当たり一・五人から二人です。日本人を含め極東アジア人（韓国人、中国人など）の1型糖尿病発症率は極めて低いのが特徴です。1型糖尿病は北欧などヨーロッパ人に多い疾患で、フィンランドの発症率が世界一とされています。フィンランドでは、かつては十万人当たり三十六人といわれていましたが、最近では五十八人と増加しています。ただ、増加の原因は全くわかっていません。

●15歳未満の1型糖尿病患者の年間発症率（国別）
（15歳未満人口10万人当たり）

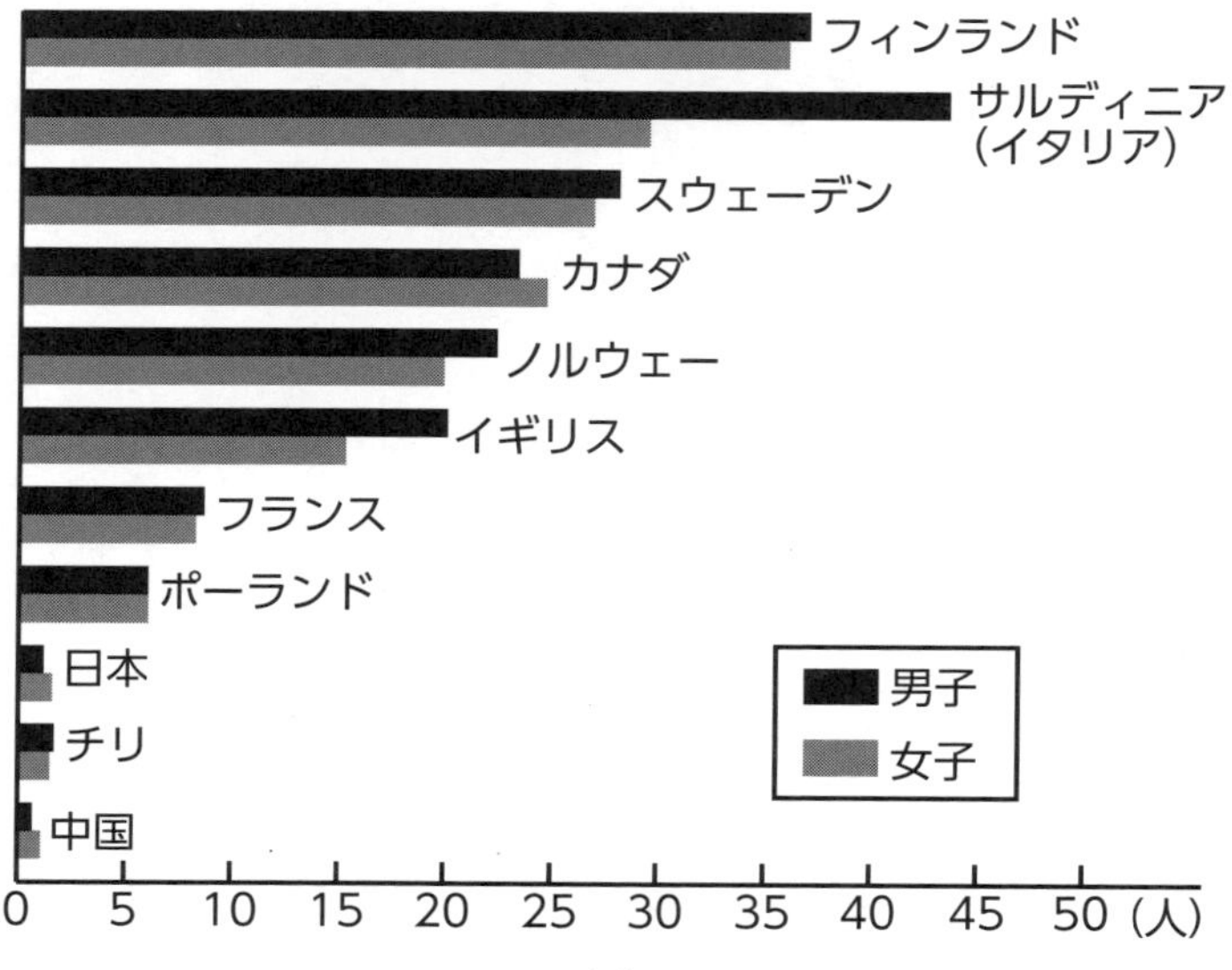

出典：Karvonen M. ら *Diabetes Care* 2000

空腹時血糖値と食後血糖値

糖尿病の疑いがある場合には、血液検査で数値を特定すればほぼ判明します。

そもそも血糖値とは何でしょう？　簡単にいえば、「血糖値」とは、血液中に存在する「ブドウ糖」の多さを表す数値です。この数値は、食事をすることで増加します。これは、食べ物に含まれる糖が腸で吸収され血液に送られることによります。

食後血糖値は、一回の食事で変動する一時的な数値で、それは食事を摂ると上がり、しばらくすると戻ります。でも、空腹の状態でも血糖値がゼロになることはありません。胃に食べ物が無い状態での血糖値を「空腹時血糖値」といいます。また、食後に上がる血糖値が「食後血糖値」です。

平均血糖値を推定する検査にＨｂＡ１ｃ《エイチビーエーワンシー》（ヘモグロビンＡ１ｃ）があります。ＨｂＡ１ｃはヘモグロビンにブドウ糖が結合したものです。赤血球のなかにあるヘモグロビンは肺で酸素と結合し、体の隅々に酸素を供給する役割をもっています。このヘモグロビンに血液中のブドウ糖が全く偶然にランダムに結合します。赤血球の寿命は百二十日なので、過去一～二か月間（直前一か月で結合したものが五〇％、その前の一か月で二五％、最初の二か月で二五％とされている）の平均血糖値を反映するとされています。ＨｂＡ１ｃが五・六％未満（百個中五～六個のヘモグロビンにブドウ糖が結合している）が正常です。五・六～五・九％が正常高値、六・〇～六・四％が境界型に対応したＨｂＡ１ｃです。

糖尿病は高血糖が慢性的に存在する疾患ですから、空腹時血糖値*で140㎎／dl、食後血糖値で200㎎／dlの両方またはどちらかを二回越えるか、一回越えて、かつＨｂＡ１ｃが六・五％以上で診断します。２型糖尿病では、さらに精密にブドウ糖負荷試験をおこなって正確に診断しなければならない場合もあります。

*正常者の空腹時血糖値は90～99㎎／dl。食後でもよほどでなければ160㎎／dlを越えない。通常は食後でも129㎎／dl以下。空腹時血糖値100～109㎎／dlは正常高値、110～125㎎／dlは境界型になる。

もし患者さんを1型糖尿病と疑った場合には、自己抗体（ＧＡＤ《ジーエーディー》抗体、ＩＡ《アイエー》-２《ツー》抗体、ＩＡＡ《アイエーエー》など。膵島から分泌されるのでこれらを膵島関連抗体といいます。自己免疫疾患である特徴）やインスリン分泌能（Ｃ《シー》ペプチド）や病歴などを総合して診断します。なかには診断が難しく、自己抗体陰性の場合もあります。「１型糖尿病疑い」とか「診断保留」で、経過を見てから１型かどうか診断しなければならない場合もあります。１型糖尿病といっても、発症早期にはインスリン分泌能が残存していることも多々あります。

インスリン分泌が全く廃絶している場合はもちろん、残存している場合でもインスリン療法が必須となります。残存した膵臓のインスリン分泌細胞に負担をかけすぎると、さらに細胞が疲弊したり、破壊されたりして、インスリン分泌が廃絶していくことを助長してしまうからです（一部の発症早期の患者さんではメトホルミンなどのある種の経口薬が有用である可能性がありますが、まだ研究段階です）。

インスリンは現在のところ注射しかありません。医学がさらに発展するまでは、生涯インスリン注射が必須となる病気（私は体質だし個性だと考えています。その理由は後述します）が、１型糖尿病なのです。

1型糖尿病の治療

前述したように1型糖尿病の治療はインスリンを注射し、補充することが必要になります。現在のところ注射療法しかありません。吸入インスリンは一度市販されましたが、副作用で販売中止、経口インスリンは現在まだ研究段階です。また実現したとしても、注射療法のように用量や効果に厳密性を欠きますので、とくに1型糖尿病では補助療法にはなる可能性はあるものの、現在の注射には代替えできるものにはならないだろうと考えられています。

一般に私たちの体は、一日を通して体調を維持するためのインスリンが分泌されています。

●生理的なインスリン分泌

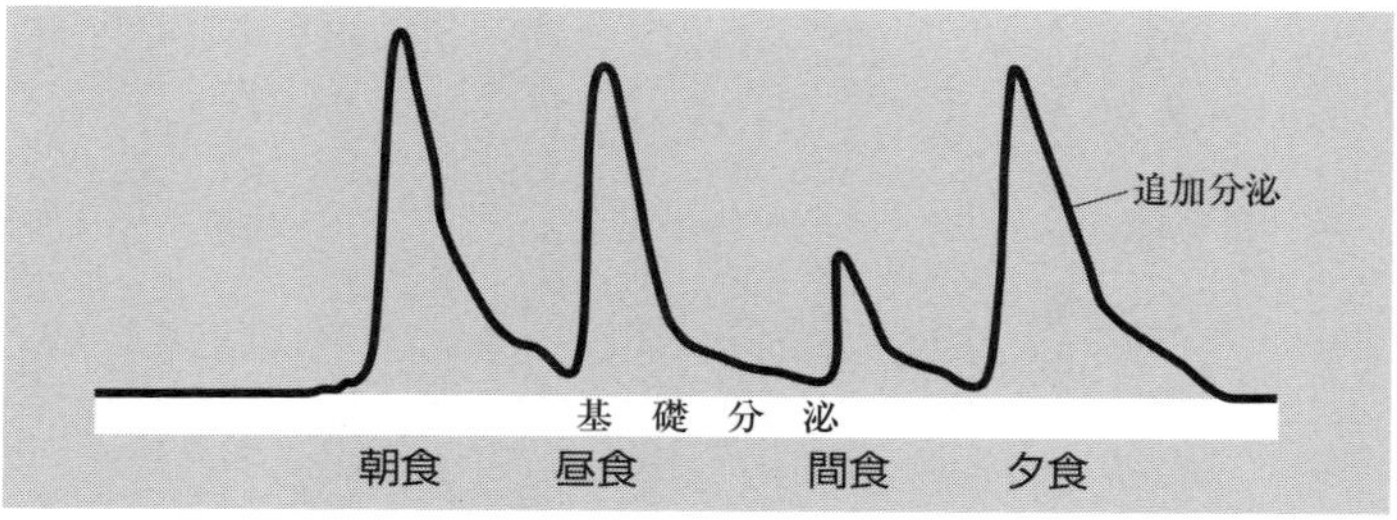

インスリンは、24時間常に分泌されている。体の恒常性を保つこのインスリンを「基礎インスリン」という。また、食事によって必要となるインスリンを「追加インスリン」という。

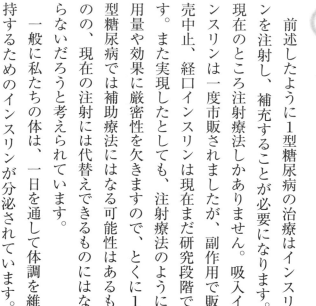

これを「基礎分泌（基礎インスリン）」といいます。また、食べ物を食べたときに分泌される「追加分泌（追加インスリン）」があります。インスリン治療は、ひとことでいえば、この基礎分泌と追加分泌をインスリンの注射で補充する治療です。

注射には、ペン型の注入器が使われます（「頻回注射法（次ページ図1）」という）。また、インスリンポンプという器械を使用する「持続皮下インスリン注入法（ＣＳ《シーエス》ＩＩ《アイアイ》という）（図2）」もあります。基礎分泌に対する補充を「ベーサル」、追加分泌に対する補充を「ボーラス」とよびます。

頻回注射法（ベーサルボーラス療法）では、食事に合わせて一日三回、超速効型または速効型インスリンを注射します。補食をした場合に注射をすることがあります。また持効型か中間型インスリンを一日一～二回注射して、基礎分泌を補います。都合四～七回注射します。ＣＳＩＩは三日に一回注入セットの交換が必要（そのときは注射以上に若干面倒）ですが、ベーサルは自動的に設定された通りに注入され、食事時のみでなくいつでも好きな量のボーラスをボタンひとつで注入できるメリットがあります。毎回の注射からは解放されます。最近では、注入量の設定は患者さ

●図１　頻回注射法の例

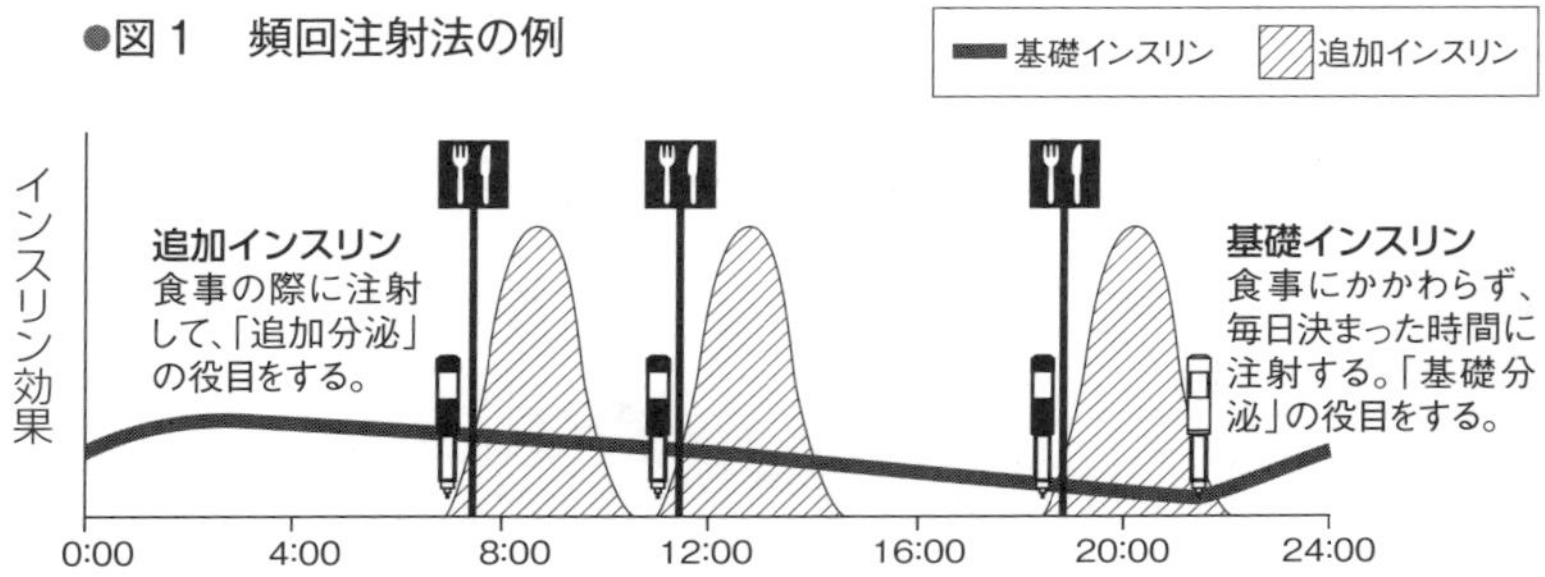

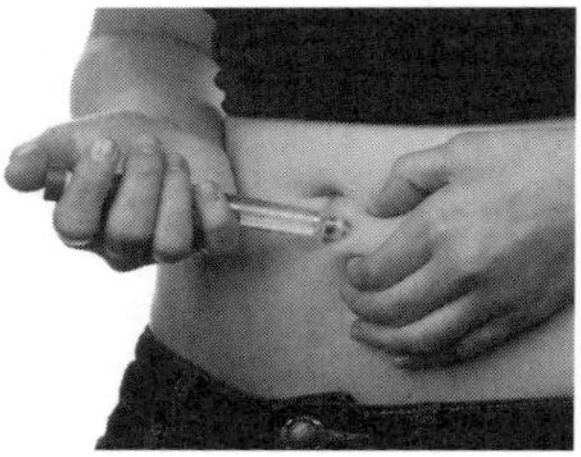

インスリン注射は、「基礎分泌」を補う「基礎インスリン」（持効型インスリンや中間型インスリン）を、１日１～２回。加えて「追加分泌」を補うための追加インスリン（超速効型インスリンや速効型インスリン）を各食事の前に注射する。

●図２　インスリンポンプによる持続皮下インスリン注入法の例

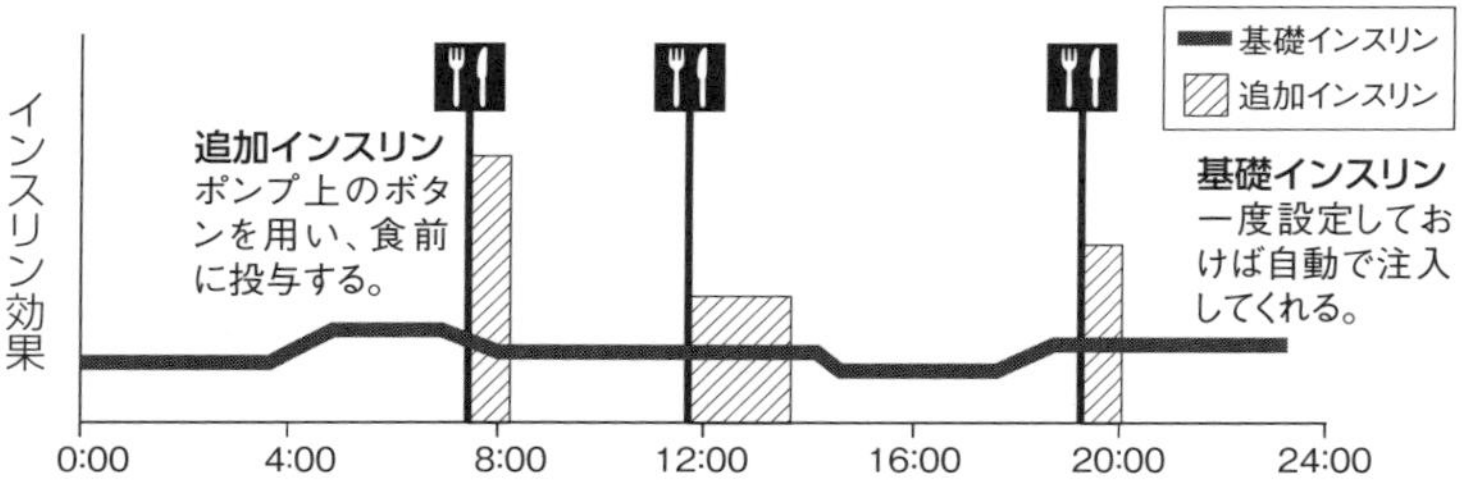

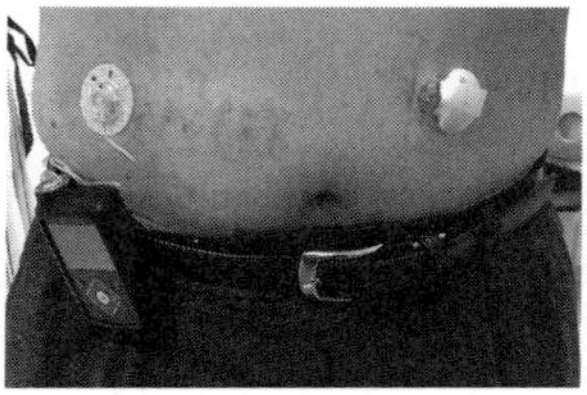

インスリンポンプを使って超速効型インスリン製剤を皮下へ持続的に注入する。また、食事の前に、インスリンを追加で注入し「追加分泌」を補う。

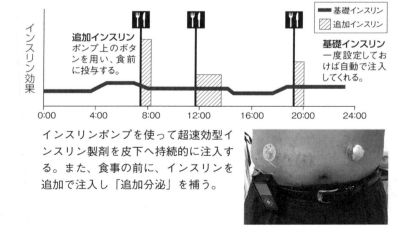

ん自身でおこなう必要がありますが、持続血糖モニター（実際には皮下のグルコースを測定している）が付いていて、リアルタイムで血糖値の変動を見ることができるインスリンポンプもあります。

1型糖尿病患者の生活と血糖自己測定

1型糖尿病はインスリンが枯渇しているだけですから、状態に応じてインスリンを補充さえすれば、日常生活になんら制限は必要ありません。食事、運動、ストレス（血糖変動に大きな影響がある）と、インスリン注射の種類、量、注射タイミングのバランスをとることが必要です。もちろん基本は医師の指示（医療法上は医師の指示ですが、実際はアドバイスといったほうがいいでしょう）のもとにおこなっていきますが、多くの1型糖尿病の方は次第に自分の状況に合わせて上手にインスリン量を調整していきます。

日本においても、かつては2型糖尿病と同様のカロリー制限（医学的にはエネルギー制限という）がおこなわれていました。現在ではカーボカウント法（正確には応用カーボカウント法）が普及しつつあります。食後血糖値の上昇は主に糖質*が担います。そのため食事の糖質量に応じてインスリン量を調節します。これを応用カーボカウントといいます。逆に毎日食べる糖質量を一定にして、決められたインスリンを注射する方法もあります。これを基礎カーボカウント法といいます。高齢の1型糖尿病の方や、肥満の1型糖尿病の方、まだ十分にカーボカウント法に慣れていない1型糖尿病の方ではこの方法をとることもあります。

*炭水化物とは糖質と食物線維を合わせたものをいう。食物線維は体にとても良い働きをしている。カーボカウントは糖質のみを対象とする。

食べていけないものはありません。基本的には何を食べても大丈夫です。飲酒も可能です（血糖に対するアルコールの特性をよく知ってもらって、インスリン量を調節する必要はありますが）。ただ気をつけなければならない点があります。どうしても、応用カーボカウントでは何でも食べられると思って、糖質を中心に食べすぎ、たくさんのインスリンを注射する傾向になる人がいます。すると、インスリン注射により栄養がしっかり体についてしまう（インスリンは余った栄養を脂肪に変える働きがある）、すなわち太ってしまいます。また糖質過剰や脂質過剰になったりして、栄養のバランスが崩れることもあります。肥満の予防や栄養のバランスをとることは、1型糖尿病だから注意すべきなのではありません。健康な人生を送るため、糖尿病でない人も実践すべき事柄だからです。

また、現在のインスリン療法は完ぺきではありません。どうしてもインスリンの効果と糖質の吸収のあいだに誤差が生じます。糖質量が多くなるほど誤差が大きくなります。その結果、予期せぬ高血糖や低血糖を起こすこともあります。また脂質の摂りすぎは、空腹時の血糖を上昇させ、基礎インスリン量の増大や肥満をまねきます。このような誤差を最小限にするためには、経験的には非糖尿病の人の至適エネルギー摂取量を少し下回る程度（九〇％程度）に食事制限をしていると、血糖コントロールが良好になりやすいことが知られています。

一番注意しなければならないのは低血糖です。血糖値60㎎／dl未満を低血糖といいます。まず空腹感やあくび、吐き気などの副交感神経症状（血糖値50㎎／dl前後）から始まります。ふるえ、動悸、冷や汗、顔面蒼白などの交感神経症状（血糖値40㎎／dl前後）、そして最後は異常行動、昏睡、けいれんなどの大脳機能低下症状（血糖値30㎎／dl前後以下）に至ります。厄介《やっかい》なことに、血糖値の下がり方が急であれば、血糖値100㎎／dl以上でも症状が起こることもあるし、またゆっくり下がれば血糖値30㎎／dl前後まで症状がなく、急に大脳機能低下症状で倒れることもあります。低血糖、とくに夜間の低血糖を何度も起こしていると、低血糖に慣れてしまい、ほとんど症状がないまま、急に大脳機能低下症状で昏睡症状で倒れることもあります。これを無症候性低血糖とよんでいます。

このような状態での車の運転、高所の作業などはとても危険です。運動時にはとくに低血糖を起こしやすくなります。運動前には、ビスケットなどの糖質などの補食が必要ですし、インスリン量を減量することもあります。この運動による低血糖の危険性は、運動後十六時間くらい残ることもあり、血糖値の不安定化の要因ともなりうるので注意が必要です。

そこで血糖自己測定が重要になります。１型糖尿病の方では血糖自己測定は各食前、食後、就寝前の七点のうち何点かを選んで測定することが多いようです。通常は一日三〜五回、主に七点のうちの必要な回数を選んでいきます。また高血糖や低血糖の際に臨時で測定する場合もあります。保険で月百二十回以上まで認められています。この血糖測定の結果から、二〜三時間後の血糖是正に必要なインスリン量を算出したものを「インスリン効果値」とよびます。インスリン一単位でいくつ血糖を下げられるかという値です。通常は50〜100㎎／dlになります。たとえば朝食前空腹時血糖値が271㎎／dl、インスリン効果値50㎎／dl、糖質六十グラムの朝食、応用カーボカウントで注射すべき朝食に対する超速効型インスリンが六単位としましょう。二〜三時間後の目標血糖値を121㎎／dlとすると、三単位（(271−121)÷50)の追加インスリンが必要になります。そこで朝食分のインスリン六単位と血糖是正分のインスリン三単位、合計九単位のインスリンを注射することになります。このように血糖自己測定は低血糖や高血糖の早期発見のためばかりでなく、血糖是正のためにも必要です。１型糖尿病の人によってはさらに運動時や生理前後（女性では一般に排卵前はエストロゲンの効果で血糖値は低くなりやすく、排卵後はプロゲステロンの効果で血糖値が高くなりやすい）で細かくインスリン量を決めている方もとても多いと思います。

自分の食事や運動の状態から、血糖値がどうなっているか、常に数値を予測し、自己測定値とおおよそ合っているか、意識することができます。測定してみて、自分の予測と違っていたら、それはどうしてか考えるよう習慣づけることも必要です。体調がすぐれないということは、インスリン不足を考慮に入れ、頭のなかにも自らのデータを備え、客観的に体調を管理するようにします。

予期しない血糖値が出ることで、ほかの病気の早期発見につながることさえあるのです。1型糖尿病の方で血糖値の上昇から膵《すい》がんやそのほかのがん、甲状腺などの自己免疫疾患、感染症などを自ら早期発見された方はたくさんおられます。

ただ血糖測定は皮膚を穿刺し、出血させ、その血で測定します。当然痛みが伴います。そのため苦痛に感じられる方も多くいます。できるだけ、コントロールに必要最小限な血糖測定回数へ減らすことも考えていいと思います。なかには「勘」で血糖値を推定してインスリン注射量を決め、それがほとんど正確であるという「猛者」もいます。その方たちは血糖自己測定の経験から自らの体の法則性をよく知っているからです。そのようになるためにも当初は頻回な血糖測定が必要です。

二〇一六年十二月から、センサーに測定器（リーダー）をかざすだけで、二週間のあいだ、皮膚を穿刺《せんし》しなくても皮下間質液中のグルコース濃度を測定することができる「ＦｒｅｅＳｔｙｌｅ（フリースタイル）リブレ」が発売されました。非常に便利な器械ですが、残念ながら測定するグルコース値は皮下の間質液中のグルコース値であって、血液中のグルコース値（血糖値）ではありません。メーカーからは血糖値に比べ五～十分のタ

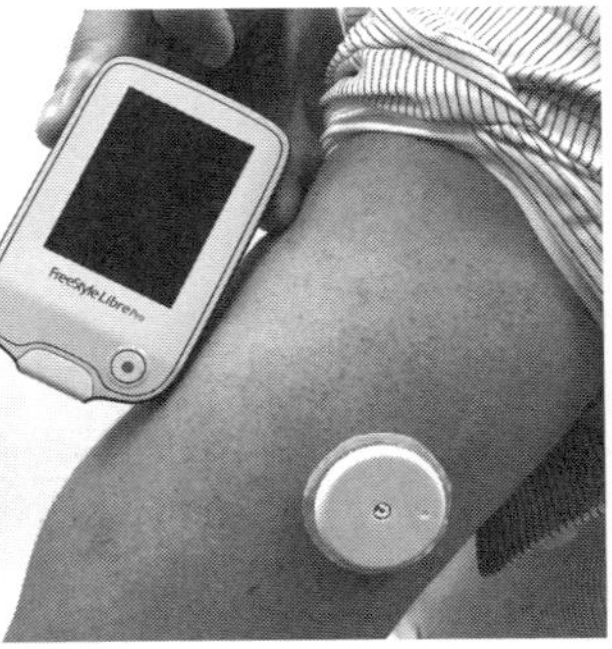

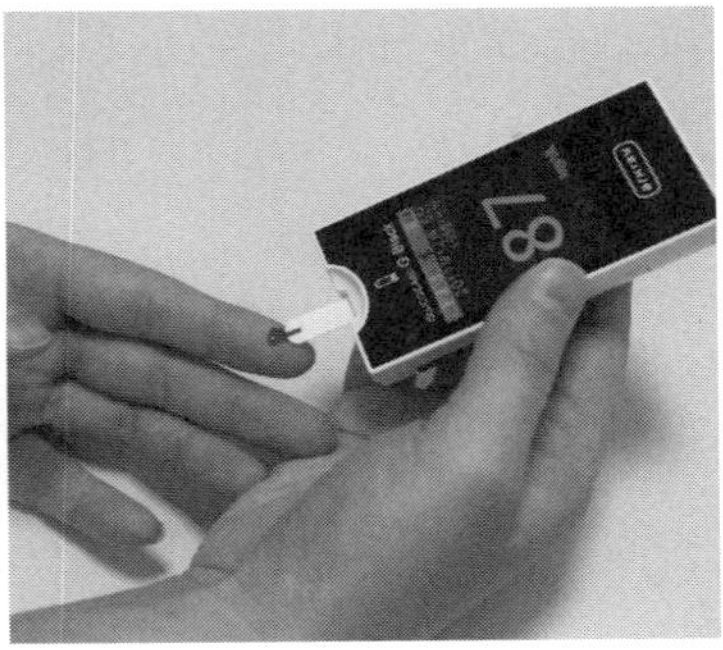

「FreeStyle リブレ®」（左）と、血液を試験紙に吸わせて測定するタイプの自己血糖測定器（右）。

イムラグがあるとされていますが、私見では人によっては三十分近くのタイムラグがあるようなので注意が必要です。たとえばリブレで151㎎／dlと表示されても、血糖値40㎎／dlの場合があります。151㎎／dlは少なくとも五分以上前の血糖値を反映しているにすぎません。1型糖尿病においてこの器械は血糖自己測定の代わりにはならず、あくまで補助手段であるという認識が大切です。しかし、この器械を装着すると、グルコース値の連続的な変化がわかり、事前に高血糖や低血糖を察知することができます。血糖コントロールが非常に改善することは、私の患者さんにおいても、数々の報告からも自明となってきています。普及が切に望まれます。

■1型糖尿病の血糖コントロール目標

1型糖尿病の現在の診療ガイドラインは、米国糖尿病学会（ADA《エーディーエー》、一九四〇年設立）が二〇一四年に改訂したものが基準になっている。

日本では明確なコントロール目標のコンセンサスはなく、ADAの目標を準用している。妊娠を希望する女性では、可能なかぎり、血糖コントロールの安定化がもとめられる。

この血糖コントロール目標を達成するために、インスリン頻回注射法やCSIIをおこなう。頻回注射法の場合は、持効型、中間型インスリン一～二回と速効型、超速効型インスリン各食前三回の四～五回注射が基本になる。インスリン分泌が残存していたり、小児でインスリン回数を減らしたい場合、配合型、混合型インスリンも用いた二～三回注射とすることもある。CSIIに用いられるインスリンは超速効型、または速効型になる。いずれにしてもインスリン注射と血糖自己測定が治療の根幹になる。

血糖コントロール目標値

小児・若者（十八歳未満）……………HbA1c（↓P27）七・五％未満

成人……………………………………七・〇％未満

高齢者　健康な場合……………………七・五％未満

　治療強化が困難な場合………………八・〇％未満

治療強化が非常に困難な場合………八・五％未満

患者自身が「主治医」

多くの1型糖尿病の方は、四週間から八週間に一回程度の通院になります。診察時にはHbA1Cなどを測定し、血糖自己測定の値などから、この間の血糖コントロールの状況を、医師やメディカルスタッフとともに振り返ります。そして、自らより良いコントロール方法を見出していくのです。カーボカウント法や運動時のインスリン療法についても、医療者のアドバイスを受けながら、自ら獲得していきます。

医療者はあくまでアドバイザー、トレーニングコーチのような役割です。患者さんご自身が「主治医」、それが1型糖尿病です。医療者が治療について本人の意見を無視して、「ああしましょう」「こうしましょう」ということは絶対に避けるべきだと思います。本人の生活に合わせて、治療をおこなうのは本人ですから。

1型糖尿病は「個性」

私は、1型糖尿病はひとつの「個性」と考えています。不幸にして「交通事故」のような「偶然」によりインスリン分泌が枯渇・廃絶して1型糖尿病になってしまいましたが、インスリン分泌以外は全く健康です。遺伝的なインスリン分泌不全やメタボリックシンドロームによるインスリン抵抗性が関与し、生活習慣、生活環境によって発症する2型糖尿病とは全く違います。また、2型糖尿病には脂質異常症、高血圧が合併しやすいのですが、1型糖尿病では腎症が進展した場合や急性期の一時期に中性脂肪値がとくに高くなる状態が散見される以外には、基本的には合併しません（それらを合併している場合は脂質異常症などほかの病気を偶然合併していると考えます）。ですので、1型糖尿病の治療は、近視の人がめがねをかけるのと同等のものだと思っています。ただ、めがねに比べ、インスリン注射や血糖自己測定、カーボカウントなど煩雑なことが必要なだけです。医学がより進歩すれば、より簡便になってくるでしょう。今でも、昔に比べれば随分簡単になりました。iP

S細胞（→P183）の研究いかんでは治癒できる可能性すら出てきています。

うまく血糖をコントロールしていればなんのハンデもないと思います。事実、野球選手、サッカー選手をはじめスポーツ界、実業界、医師をはじめ医療界など、各界で活躍している人は枚挙にいとまがありません。イギリスのメイ首相も1型糖尿病とのことです。

しかし、インスリン治療をしないかぎり生命を維持できないことや、医療が発展していかないかぎり、インスリンを注射しつづけ、血糖自己測定をしつづけなければならないことなどからいえば、「不治の病」ともいえます。そのために、膨大な医療費の自己負担と膨大な治療に関わる時間を費やしています。その点では「難病」ともいえる側面もあります。

日本では1型糖尿病の方が少数のために、社会的な無理解があることも事実です。その点についての啓発が極めて重要です。

私はこの本において1型糖尿病（この糖尿病という名前も変えたいと思っています。しかし、一時期インスリン分泌不全病、高血糖症などの案も出ましたが、適当な疾患名がなかなか見つかりません。日本糖尿病協会にも名前の変更の要請が出ていますが、本当に適当な名前が見つからないのです）の方について、急性期の医療が必要なときや、病院の医療上の事柄、疫学的結果などの際には「患者」という用語を用いますが、自己管理上の事柄を中心にできるだけ１型糖尿病の「方」「人」とよんでいます。また非糖尿病の人を「健常者」とはよばず、できるだけ「非糖尿病者」と記述しています。あくまで１型糖尿病は「個性」と考えるからです。

成長とともに

１型糖尿病は小児期にも発症します。私たちは、子どもたちや親御さんに１型糖尿病を「個性」としてとらえていただけるか、ということを一番重視しています。そして、子どもたちが成長するに従い、自我を確立させ、自らが「主治医」となるように援助していきます。

乳幼児の場合は、インスリン注射や血糖自己測定は家族にゆだねられます。その際、家族は「不憫」「自責（この子がこの病気になったのは私たちの何かが悪かったのではないか）」の感情から、「過保護」あるいは「過干渉」になりがちです。私たちはできるだけ気軽にこれは「個性」と思っていただけるよう、インスリン分泌以外は健康ということをお話ししています。将来にはｉＰＳ細胞を用いた医療の発展などで完治できる可能性があることも繰り返し話します。「正しい知識」は「将来の展望」につながります。また先輩の親御さんを紹介することもあります。この時期は親御さんへの「援助」が大切です。できるだけ親御さんの負担が軽くなるような方法を選ぶこともあります。インスリンの頻回注射の痛みが少なく、一回ごとの注射の手間がないＣＳＩＩ療法（→Ｐ31）を推奨する場合もありますし、昼食前のインスリンをおこなわない（幼稚園や学校で注射をしない）、一日二～三回の注射法を選ぶこともあります。子どもがインスリン注射や血糖測定に対する恐怖心をもたないことが重要です。インスリン注射や血糖自己測定の器具にも自然に慣れて、日常生活に溶け込むような援助が大切です。

また、「インスリンは口から飲むと、お腹のなかで分解されてしまうので、注射しかないけれど、これは、皆と同じように元気いっぱいに遊ぶため」などと、子どもが理解できるように話すことも大切です。

子どもが一日のなかでもっとも時間を費やすのは、保育園・幼稚園、そして学校です。保育士や先生方と密に連絡をとり、問題が起きたときの緊急対処法、連絡先はもちろんですが、子どもの病気、病状についての説明や情報交換が必要です。この意味では家族以外にも、子どもの周りの関係者のすべてが1型糖尿病とインスリン治療に対する正しい理解が常に必要なのです。

小学生、中学生と成長に伴い、自我の成長のなかで、体調の自己管理やインスリン治療に対する積極的な姿勢が重要になっていきます。自分の病気をきちんと知り、治療の意味を家族とともに考え、学校への連絡表を作成して、校長先生、担任の先生、保健の先生などに、正しい理解をしてもらう必要があります（インスリンの保管場所、打つ場所、低血糖時の症状や対処療法など）。

学校では、長時間の運動もあります。低血糖が予想される場合には、運動前にジュースや糖質を摂取したりして低血糖の発生を予防するなど、家庭外で必要とされる自己管理も大切になってくるため、周囲の理解が重要です。授業中などでも、低血糖に備えて、補食が気軽にできるようにしておくことも大切です。

しかし、思春期（中学生・高校生）の子どもに対する対処は特別な配慮が必要です。この時期はできるだけ皆と「同一」でいたいという気持ちが大きくなります。とくに皆と違うことをおこなうことを嫌がります。「低血糖を起こしたが、授業中なので補食をしないで我慢した」「友達と一緒に食事をする時にインスリン注射を見られるのでしなかった」、その結果低血糖やケトアシドーシスで入院することもあります。このようなときに無理強いした治療をおこなうと、「なんで私だけがこんな目にあわなければならないのだろう」という気持ちにさせてしまいます。その結果一生にわたり1型糖尿病とうまく付き合えない患者さんになってしまいます。思春期に大きな心理的な傷を受け、立ち直れないまま、ずっと血糖コントロール不良の1型糖尿病患者さんを見ると、胸が痛みます。

この時期は、本人の仲間と「同一」でいたいという気持ちをできるだけ重視し、多少コントロールが悪くても、学校で低血糖を起こさないようなインスリン量にしたり、友人と食事したあとではインスリン注射をおこなわず、家に帰ってから注射する量を相談したり、いわば「しのぐ」方法を一緒に考えます。

成長とともに、「私は私」「人は人」「私は世界にひとり」と自我が育っていきます。そして1型糖尿病という「個性」をもつ「私」になっていきます。その「こころの変容」を的確にとらえて援助することが医療者側にもとめられます。思春期というのは、1型糖尿病の方が「私という個性」になるとても大きな関門でもあるのです。また、この時期は成長とともにホルモンが変動しやすく、インスリンが効きにくくなります。そのため、体重一キログラムあたりのインスリンの使用量が多くなります。

大学生くらいの年齢になると、社会人としての自立をめざす時期になります。就職活動や卒論など、ストレスもたまりやすく、また就職すると生活環境も劇的に変わることもあります。学生時代の時間的に自由な生活から社会人の生活サイクルへ変わるなかで、インスリン注射のタイミング、量、補食の在り方などの変化を適切におこなうことがもとめられます。最近は大企業を中心に、「1型糖尿病」とカミングアウトをしてもなんらハンデにならないところも増えてきました。しかしまだまだ1型糖尿病について無理解の企業も多々あることも事実で、医療者として就活の作戦を一緒に考えなければならない場合もあるのが現状です。今でも、職場で低血糖を起こして退職させられたという事例があります。怒りを覚えます。

そして結婚、妊娠・出産という一大事がやってきます。結婚の際には、私は配偶者に対して、1型糖尿病という「個性」なんだ、それを含めてのまるごとの愛情の大切さを話します。

1型糖尿病の女性でも出産は十分可能です。ただし合併症が進んでいたり、血糖コントロールが悪いと、母体にも赤ちゃんにも大きな負担をかけてしまいます。血糖コントロールをまずよくし、そのあとに医師の許可を得て計画的な妊娠が大切です。結婚生活は、糖尿病があろうとなかろうと、お互いの理解とやさしさ、愛情によって成り立つものなのですから。

あるブログ

第一章の最後は、この本の「はじめに」に記された「患者さんにとって、医者の言葉よりも、同じ病気に悩む人の言葉のほうが役に立つという思いがあります」ということを代弁するブログを紹介させていただきます。

これは、二〇一七年三月二十三日に１型糖尿病の宣告を受けた男子高校生が、毎日書いているものです。彼は「毎日更新しようと考えていますが、もしできなかったらごめんなさい」といいながらも、今も書きつづけています。

１型糖尿病発症時の症状、治療、こころの葛藤、不安、受容が継時的によくわかります。実際の治療の様子も手にとるようです。医学的にはいくつかの点で誤解または誤りもありますが、あえて訂正していません。本筋は全くその通りだからです。

二〇一七年四月十日「初投稿です」

初めまして。三月に1型糖尿病を宣告され、日々血糖コントロールに追われている男子高校生のブログです。自己満足のブログになってしまう気がしますが…。

今日はとりあえず血糖値だけ書いて終わりにしようかと思います。明日からは何か1型糖尿病患者さんの役に立つような情報を書ければいいかなって思っていますが、ネットの情報を鵜呑みにしている感じがあるので、一〇〇%合っている保証はないのでお気を付けください。今日は昼食でだいぶ炭水化物をとってしまい夕食前が高かったですね。気を付けなければ。

今日は僕が1型糖尿病を宣告されるまでの初期症状とか色んなことを書きたいと思います。

僕の場合糖尿病のせいかは分かりませんが、最初は便秘が症状として出ました。そこで消化器内科があるクリニックを受診し酸化マグネシウム（便を柔らかくする薬）と漢方をもらいました。でも元から便秘気味でしたのであまり気にせずに生活していました。しかしあまり改善せずあまり便が出ていないのにも関わらず体重が五キロも落ちていました。ストレスとか疲れなのかなと思い込み特に何もすることもなく生活していました。ここで病院にかかっておくべきであったと後悔しています。

次に気づいたのは尿の泡立ちです。健康な人でもある程度は泡立つとネットに書いていて大丈夫かなとも思いましたが、気をつけなければならないこととして三十秒程しても消えないのは糖尿病かもしれないと書かれていました。クリーミーな泡でなかなか消えずとても怖くなりました。

そして食欲不振や口渇、多飲多尿、体のだるさ、倦怠感、足がつってしまうことや夜中に一度もトイレに起きなかったのに二・三回は必ず起きるようになりました。食後に横になった時に寝るつもりは無かったのに気づいたら時間が過ぎていました。糖尿病の昏睡であったと推測します。そして大きな総合病院に朝食抜きでかかり尿検査と血液検査を行いました。そこで分かったのは尿糖４＋と空腹時血糖350という数字でした。もう一つ抗GAD抗体という1型糖尿病を示す値がはっきりと出ていました。即刻入院を告げられてショックを受けました。それよりもショックだったのは毎日四回のインスリン注射と血糖値計測でした。針は細いとはいえ痛点に当たると結構痛いし、初めは注射の時に周りの視線が気になりました。でも今は堂々と打っていますが。（左は、今日の血糖値＊とインスリン（ヒューマログ・ランタス）単位量を示します。）

●朝食前→63mg／dl・11　●昼食前→73mg／dl・15

●夕食前→77mg／dl・6　●就寝前→156mg／dl・7

＊編集部注：60mg／dl未満は低血糖（→P35）となるので注意が必要。

二〇一七年四月十一日「大変だった入院生活」

今日は約二週間の入院生活について書こうと思います。

まず入院して始まったのはもちろんですがインスリン注射です。看護師さんが腕に打ってくださいましたが、痩せてしまったせいでほぼ皮下脂肪がなくなり腕の筋肉組織にすぐに到達してしまい痛い時は痛かったです（笑）。検査として行ったものでびっくりしたのは蓄尿検査という尿を二十四時間容器に貯める検査でした。ただの尿検査は少量で済みますが、「全て貯めてね」と言われて結構驚きました。他に検査として、合併症を発症していないか念のため検査をしました。心電図や動脈硬化を見る検査（名前忘れてしまいました（笑）、頚動脈エコー、心臓のエコー、胸のレントゲンなど様々な検査を受けました。結果は全て異常ありませんでした。ここまで検査を経験したことはなく貴重な体験ができたと思います。主治医の先生も親切で心強かったです。食事はとても美味しく、好みの味付けでした。しかし今まではお腹が減ると甘いものを食べたりしていたのができなくなったので、とにかくお腹が減りました。売店で何か買って食べようかとも考えましたが、血糖値が上がるのが怖くて食べられませんでした。特にお腹が減ったのは朝食のときでした。夕食は六時すぎに出て、朝食は八時すぎに出ます。食事の間隔がかなり空いてしまうので辛かったです。病院食でも血糖値の上がり下がりがありました。そもそも病院食って糖質を考えて作っているのだろうか…。二千キロカロリーとは書いていたけど…。さつまいもの煮たものが夕食に出て「これは絶対糖質高いな」と思いながら食べたところ、就寝前血糖値が270まで跳ね上がってしまいました。

そして血糖測定とインスリン注射を薬剤師さんに教えていただきました。しかしどちらも上手にいかず…。血糖測定では血を上手く絞れず何度も針を刺し、インスリン注射では自分のお腹に刺すという恐怖からためらってしまいました。数回やると慣れて簡単にできるようになりました。

退院の日が決まり血糖も落ち着いて安心できました。周りのベッドに同じ年頃の人がいれば話し相手になっていたでしょうが、内科ということもあり比較的年齢の高い人ばかりでした。退屈な入院生活から抜け出すことができました！　しかし大変なのはこれからでした…。ではではここらへんで〜。

●朝食前→93㎎／dl・12　●昼食前→68㎎／dl・5
●夕食前→98㎎／dl・6　●就寝前（夕食二時間値）→136㎎／dl・8

二〇一七年四月十二日「退院後が大変だった……」

なんだか少しネタも尽きてきましたが今日はまだ書けます（笑）。

退院した喜びとこれから上手くやっていけるか不安な気持ちが混じったまま病院から出て、近くのスーパーマーケットに向かいました。今まで気にせずに飲んできた炭酸飲料やジュース、お菓子などのある部分を必ず見るようになってしまいました。それは「炭水化物」です。血糖値を上げるのは炭水化物（糖質）が大きく関わってきます。とりあえず怖くなりお菓子などは買えずにカロリーゼロ・炭水化物ゼロの炭酸飲料を買いました。入院中は念のために飲まないようにと言われていて飲んでいませんでしたが、久しぶりに甘い飲み物を飲み思わず涙が出そうになりました。しかし、人工甘味料は本当の砂糖と比べると味は劣るし体には何らかの害を及ぼすらしいし。あまり積極的に飲まないようにしています。

そして、学校に通い始めました。最初は病院で寝てばかりいたので階段を上るだけでも一苦労でした。すぐに息が切れて部活である卓球も全くできませんでした。一番大変だったのが血糖値コントロールです。病院では寝て起きての繰り返しで運動からは離れた生活をしていたため、血糖は運動により多少は下がるのですが、学校生活は思っている以上に血糖を下げました。毎食前は病院にいたときは100㎎／dl以上は必ずあって高くて少し落ち込んだ時もありましたが、学校生活を送ると同じインスリン量でも全く違うことに気づきました。初めての低血糖症状で手のふるえが先にきて、寒気や手足の冷えが症状として出ました。そこから自分でインスリン量を調整して低血糖にならないように気を付けました。というかまだ慣れたとは言えませんが今は極端な低血糖を起こすことはなくなりました。

周りに迷惑をかけたくないので、起こす前に対処しています。他の1型糖尿病の方と比べるとまだまだ新米ですが、自分の人生はまだまだ先が長いので大切に生きていきたいです。

●朝食前→70mg／dl・12　●昼食前→60mg／dl・5（低血糖症状でました（汗））
●夕食前→81mg／dl・6　●就寝前→105mg／dl・7

二〇一七年四月十三日「糖尿病と合併症」

今日は合併症について書こうと思います。でも合併症に関しては発症して間もないのであまり詳しくないのですが（笑）。

合併症は1型糖尿病に関わらず、2型の方も当てはまります。慢性合併症と急性合併症の二つがありますが、急性の方は僕も体験しました。代表されるのはインスリンが足りなくなったことによる昏睡です。前にも書きましたが眠くもないのに自然と眠ってしまっていました。

やはり一番怖いのは慢性合併症ですね。僕が一番恐れているのは網膜症です。目が不自由な祖父がいてそれを見て育っているので余計怖いです。また、糖尿病腎症もあります。

母方の祖父は2型で透析に行っていました。小さい頃でしたが大変そうだったのはよく覚えています。神経障害にも注意が必要です。看護師さんなどに毎日「手足にしびれはありませんか?」と言われていたのを思い出します。手足が腐って最悪切断の可能性だってあります。手足が不自由に…考えたくもありません。動脈硬化による脳梗塞や心筋梗塞などもありますねー。心臓エコーで軽い弁膜症といわれましたが心配するほどのことではないそうです。このように糖尿病は合併症という怖い面も持っています。自分の体を大切にしたいです。寿命が縮まないようにしたいですね(笑)。ではではここらへんで〜。

●朝食前↓60mg/dl・12　●朝食後↓136mg/dl(二時間後の値です)
●夕食前↓83mg/dl・6　●就寝前↓107mg/dl・7

二〇一七年四月十四日「1型糖尿病の認知度」

今日は1型糖尿病の認知度というテーマで書こうと思います。

僕が退院して学校に行って、

「俺、糖尿病なったわ」と友達に言うと、

「え、甘いもの食べ過ぎたんじゃね？」とか、

「そんな痩せてるのになるの？」とか言われました。

これらのことは1型は何も関係ありません。僕はお菓子作りが趣味で、「自分で作って食べすぎたんじゃない」とか言われて少し落ち込みました。でも1型のことをなるべく分かりやすいように説明するとみんな分かってくれました。一番驚かれるのは現代の医学では完治は厳しいということです。「退院したからもう治ったと思った」と言われたこともありました。2型は運動療法や食事療法で改善はしますが1型はあまり効果的な改善法はないように思えます。

やはり、「糖尿病」といえば少し年上の世代の方がなる2型しか知られていないようです（僕自身は二つあるのは知っていましたが、どちらがどうかというのは知りませんでした）。他の人に1型糖尿病を知ってもらうためにも伝えていくのが僕の役目でもあると思うので頑張っていきたいです。自分の体を大切に生きていきたいです。それにしても大学進学すると一人暮らしになるのでとても不安です（笑）。ではではここらへんで～。

●朝食前↓73㎎／dl・12　●昼食前↓73㎎／dl・6

●夕食前→83㎎／dl・9（単位増やして爆食い（笑））　●就寝前→113㎎／dl・6

二〇一七年四月十六日「もっと楽にしてほしい！」

ペン型注射にしろインスリンポンプにしろ1型糖尿病患者はインスリンが不可欠です。おそらく大半の方が強化インスリン療法を取り入れているのではないでしょうか？　注射をしている人でこう思ったことはありませんか？

「一日四回も打つなんて面倒だ…」

「朝起きるの苦手で時間がないのに注射は大変だ」

こう思う人は少なからずいると思います。インスリンポンプを取り入れたいけど費用とか扱いが大変そうと思う人もいると思いますし、僕もその一人です。メリットとしては基礎インスリンが〇・〇二五単位刻みで設定できることではないでしょうか（間違っていたらごめんなさい）。注射は一単位刻みですので試してみたいものです。デメリットとしては消耗品が壊れたのに気付かず、打っているつもりなのに高血糖になってしまうことじゃないでしょうか。そしてインスリンポンプに詳しい医師はあまりいないのではないでしょうか？　1型糖尿病で医師をしている人がいると聞きましたがそれはほんの少しでしょう。そこで二十年後くらいに完成してほしいのは超速効と持続型が一回で済むペン型注射です。一回なら面倒だと思う人もいなくなるだろうと予想します。でも食事量を決めないと低血糖を起こす可能性がでてくるので厳しいでしょうね（笑）。僕のわがままを書いてしまってすいません。ただ1型糖尿病の人がより楽に生活できるようにと思って書きました。

ではではここらへんで〜。

●朝食前→79mg／dl・11　●昼食前→69mg／dl・6
●夕食前→89mg／dl・6　●就寝前→158mg／dl・7

二〇一七年四月十七日「使用している器具」

今日は血糖測定器やら注射針やら器具など、糖尿病関連の話をしたいと思います。まずは血糖測定器です。僕が使用しているのはプレジョンエクシードになります。これは病院からのレンタルです。正直言うとスマホと連携できる高機能な物が欲しかったたんですが、シンプルで使いやすく気に入っています。確かメモリーで四百五十回分記録できて便利です。一日四回だとすると百十二日分ですか？　と考えれば結構な日数ですね。またバックライトもついていて暗い寝室などでも使いやすいかと思います。

これは紹介するか迷いましたが、ヒューマログとランタスと注射針です。他のインスリンは使ったことがありませんが確かな効き目があります（あたりまえか（笑））。注射針は34ゲージの物を使っています。ちなみに、採血に使用するのは23ゲージで、数字が大きくなると細くなります。これよりも細い針があった気がしますが、今でもほとんど痛くないのでとても満足しています。昔はペン型ではなく普通の注射器だったそうなので驚きです。自分一人でできたのだろうか…。注射を始めた頃からでしたが、抜いた後注射針の先からホントに少しだけインスリンが漏れるんですけど…。このくらいは気にしなくていいでしょうかね。もう少し書きたいんですけど今日はここらへんで～。明日は尿検査。

●朝食前↓110㎎／dl・11　●昼食前↓89㎎／dl・6
●夕食前↓91㎎／dl・6　●就寝前↓74㎎／dl・7（ちょっと低過ぎたからお菓子食いました（笑））

二〇一七年四月十九日「退院してからの体調」

今日は退院してからの生活や体調などについて書きたいと思います。

まず一番変わったのは体重ですね。三キロも増えました（笑）。というか、戻りました。椅子に座ってお尻の骨が当たって痛くて仕方なかったのですが、今では改善されつつあります。部活は最初はとてもしんどかったのですが、今では疲れることなく続けられています。部活中に低血糖を防ぐためにスポーツドリンクを飲んでいます。ただがぶ飲みすると多分一気に血糖が上がって体に悪いので少しずつ飲んでいます。たしか一〇〇㎖あたり四・七グラムの炭水化物だった気がします。それなりに運動する部活の方にはおすすめできます。確かブドウ糖みたいなの？（名前忘れた…）が入っているので即効性があるのではないでしょうか。大きく変わったのは食事です。肉や魚にはほとんど糖質が入っていないのでたくさん食べています。体重を痩せる前まで戻したいのでカロリーなんか気にせずにたくさん食べています。太ることによりお腹に脂肪がついて注射が痛くなくなりました。またアイスなども追加打ちで食べています。こう考えるとあまり苦しい思いをせずに食生活を送れているのかなと思います。ただ、このままのペースでいくと痩せる前以上に体重が増えてしまいそうなので気を付けたいです。インスリンの効き目が薄れるとも聞いたので尚更注意です。

●朝食前↓71㎎／dl・11　●昼食前↓56㎎／dl・5（これでも何も低血糖症状出なかったのが驚き）●夕食前↓91㎎／dl・6　●就寝前↓147㎎／dl・7　アイスで追加二単位夕食後追加

二〇一七年四月二十二日「退院後初受診日でした」

偶然にも学校が創立記念日で欠課扱いにならず少し嬉しいです。検査は採血と採尿の二つでした。名前を呼ばれるまで期待と不安が入り混じっていました。「何言われるんだろうか…」こんな気持ちでした。それでまずは糖尿病治療において最も？　重視される値のＨｂＡ１ｃの値はといいますと…。一二・一でした。といいますのも入院した日から一か月程しか経っておらず、まあ急激に下がる訳ないなと思い納得してしまいました（笑）。もう二〜三か月位したらもっと下がると思います。一五から一二まで下がるのはいいペースなのでしょうかね？　ネットで検索してみてもそういったデータは見つけられなかったです。尿糖も出ておらず安心安心。入院時は４＋も出ていましたからね（笑）。ケトン体もおっけー！　血糖も108でちょっとよかったです。「時々低い時があるけどそれなりに上手くコントロールできているね」と言われたのでこれからも自己流ですが続けていきたいと思います。次の受診が待ち遠しくなってきました。ではではここらへんで。今日から血糖値に日平均をつけることにしました。

●朝食前↓107㎎／dl・11　●昼食前↓64㎎／dl・6（運動したせいだなあ……しかも試合でした）●夕食前↓133㎎／dl・7　●就寝前↓89㎎／dl・7　●日平均↓98㎎／dl

二〇一七年四月二十三日「脂っこい食事の恐さ……」

今日は脂っこい食事を昼に食べました。とあるラーメン屋の油そばを食べました。※これから書くことは決してそのラーメン屋が悪いということではありません（笑）。とても美味しかったです。食事前の血糖値は76という低いってば低いけどまあ許容範囲。ラーメンだからなーと思いつつ七単位注射。それで二時間後は134と食後にしては満点つけてもいい位の血糖値でした。それで夕食前測ったところ……（おやつ食べたけどその時に打ったからそのせいで上がったとは考えにくいのですが）。なんとまあ204というなかなかのハイスコア（笑）。油そばにどのくらいの油が入っていたかは成分表示がないのでわかりませんが、結構な量が入っていたのでしょう。しかも自分でラー油を追加するっていうね（笑）。油は血糖の上がるピークが一〜二時間後ではなくもっとその後らしいです。だからこのような血糖が出たと予測します。そこでネットで調べてみたところ、脂っこい食事の時は分けて打つといいと書いてありました。つまり、油そばなら麺の分のインスリンを食事前に打って、その後に補正のような感じで打つといった感じでしょうか。でもこれは合ってるのかどうか分かりません。この方法をやって低血糖を起こされても困りますので十分注意してくださいね。これがあっているとすれば天ぷらなどにも使えるのではないのでしょうか。でも単位量はどう決めていいかわかりませんが。いやーそれにしても油そばは美味しかった。入院中はそんなもの食べれなくて苦痛だったので感動しました。たまにはこんな日もあっていいですよね？　許してください。

●朝食前↓79mg／dl・10　●昼食前↓76mg／dl・7
●夕食前↓204mg／dl・9　●就寝前↓94mg／dl・7（夕食時の補正少し下げ過ぎだね。8でもよかったかな。）●日平均↓113mg／dl

二〇一七年五月二十二日「低血糖症状はその時によって違う」

僕の低血糖症状は時によって違います。この間は急に眠気がきて、食後だったのでそれによる眠気かなと思って放っておいたのですが、その後急に冷や汗が出てきてこれはまずいと思い何か食べました。しかし焦ったせいか何を食べたか思い出せませんでした。これは急に血糖値が下がる低血糖な気がしました。これは危険でした。近くにブドウ糖があるのにも関わらず、わざわざリビングまでお菓子を取りに行っていました。思考力の低下も認められましたね。他には手が震え出して、血糖値を測れる余裕がある時は、食事の間隔が空いた時や練習時に多い気がします。この時は急に血糖値は落ちていないので冷静に対処できました。この他にも頭痛が起きたり集中できなかったりと症状がある時はいいのですが、症状がなくて低血糖の場合もあり、それが怖いです。起こさないのが一番ですが、かといって単位を減らしてびびっても仕方ないので、もっともっと試して起こさずに快適な健康人と同じ生活を送りたいです。

●朝食前→73mg／dl・10　●昼食前→76mg／dl・8

●夕食前→72mg／dl・8　●就寝前→155mg／dl・10　●日平均→94mg／dl

二〇一七年五月二十四日「少しずつ増す不安感」

これは退院時よりも不安感が増しているからです。今血糖はどのくらいなんだろう？　低いのかな？　それとも高いのかな？　もし高かったら明日死ぬわけではないけどもしかしたら寿命縮むんじゃないのかな……。あまり生きられないいんじゃないのかな……。などいろいろ深く思い悩んでしまいます。退院した頃は注射さえすれば健康人とほぼ同じ生活が送れると考えていましたが、今は不安感に駆られてしまいます。前向きに前向きにと言い聞かせて乗り切ろうと思っても、気づけば泣いてしまった時もありました。なんで俺がならなきゃいけないんだろうと思った時もありましたが、もう受け止めるしかないので、今更逃げてもいけないのでこの先も付き合っていきます。なんだか今日は重い内容になってしまいました（笑）。ではでは〜。

●朝食前→116mg／dl・11　●昼食前→62mg／dl・5
●夕食前→77mg／dl・8　●就寝前→74mg／dl・10
●日平均→82mg／dl

なんでこんなに下がったんだろう（笑）

二〇一七年五月二十八日「指先の血液は……」

時々あり得ないほどの低値を血糖測定器君が出してしまいます。手も震えなくて、頭もよく回っているし、眠気とかがないのにも関わらず40台を昼に叩き出しました(笑)。きっと、指先ではタイムラグがあるのではないかなと思います。どのくらいのタイムラグがあるかはわかりませんが、それに気を付けて血糖計測を行いたいです。また、利き手の人差し指と中指からは絶対に取らないようにしています。なぜなら日常生活で頻繁に使うからです。僕は右利きなのでよく使う指二本からは取らないと決めています。でも最近左手は痛く感じるようになりました。痛くない注射箇所ないかな……。

●朝食前→81mg／dl・10　●昼食前→75mg／dl・6

●夕食前→82mg／dl・11　●就寝前→95mg／dl・8　●日平均→87mg／dl

二〇一七年六月二日「インスリン注射箇所について」

僕は毎日お腹に打っていますが、他の方はどこに打っていますか?

お腹のどこかが硬くなるといった症状はないので、このままお腹に打ち続ける予定ですが、他に注射箇所として腕や太もも、お尻などがあります。しかし腕は僕があまり太っていないこともあり、結構痛かったです。そして何よりブレて打ちにくいです（笑）。慣れの問題なのかもしれませんが、反対側の腕に手を伸ばして注射を押し切って十秒キープは辛いものがあります。あと、太ももとお尻はあまり実用的でないというか、食事の前に家族の前でならいいかもしれませんが、少々汚い感じがしますね（笑）。見ていて不快かもしれませんし（笑）。お尻は痛くなさそうですが、後ろを見ながら打つのはためらいがあります。そこで新しい注射箇所ではないですが、今はお腹の真横に打つ時があります。比較的痛くなくて注射箇所も重ならないので意外といいのかなと思っています。今日はこらへんで～ではでは。

●朝食前→67mg／dl・9　●昼食前→65mg／dl・6
●夕食前→83mg／dl・13　●就寝前→153mg／dl・8　●日平均→92mg／dl

二〇一七年六月三十日「糖尿病である時を実感する瞬間」

血糖値を毎食前に当たり前のように測り正常値であるときは、「自分はただ血糖値を測っているだけなんだ。別に糖尿病なんかじゃない」と思うのですが、低値もしくは高値であった時は、「やっぱり糖尿病なんだな」とつくづく実感させられます。糖尿病であることを忘れたくても忘れられないんです。どこかに外出する際も忘れ物の確認はまずはインスリンからです。インスリンポーチは意外とかさばるのでそれなりに大きなバックを持っていかないとなりません（ショルダーバッグ程度ですが）。手ぶらで出かけられないのが結構悲しいです。

気楽に付き合っていきたいんですけどそうはいかないのが今の現状です。今日の内容は重いっすね（笑）。ではでは～。

●朝食前↓90mg／dl・8　●昼食前↓75mg／dl・8　●夕食前↓90mg／dl・13

●就寝前↓248mg／dl・10（食べ過ぎ（笑）ヒューマログ1単位＋）

●日平均↓125mg／dl

出典：『男子高校生の1型糖尿病日記』（編集部により一部改変）

第二章　1型糖尿病患者が抱える困難

日本の「難病」の歴史

1型糖尿病は、現在の医療では治らない、インスリンを注射しなければ死に至るという意味では「難病」です。しかし、この「難病」という言葉は、昔からあったわけではありません。日本で「難病」が使われるようになったのは、昭和四十年代で、「スモン」という病気が契機だといわれています。

スモン（SMON：subacute myelo-optico-neuropathy）は、とくに一九六〇年代後半、日本国内でのみ異常に多く（一万人以上）発生しました。

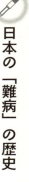

当初その原因はわかりませんでしたが、その後、研究が進み、どうやら「キノホルム」の服用によってスモンという病気が起こる可能性が高いことがわかってきました。

キノホルムは、戦前から国内外で生産されていましたが、生産量は少なく、その用途は外用消毒とアメーバ赤痢治療（内服）にかぎられていました。ところが戦後、日本国内では「整腸剤」として通常の下痢などの消化器症状まで適応が拡大され、それに伴い国内生産量、輸入量ともに急激に増加しました。しかし、キノホルム剤中毒説が噂され、一九七〇年九月厚生省が内服用としての販売・使用を禁止。すると、新たな患者の発症が激減したため、スモンの原因はキノホルムであるとされたのです。

こうしたなか「難病」とよばれる病気に関心が集まり、一九七二年には「難病対策要綱」が策定されました。この要綱は、難病について次のように定義しました。

①原因不明、治療方針未確定であり、かつ、後遺症を残すおそれが少なくない疾病。
②経過が慢性にわたり、単に経済的な問題のみならず、介護等に等しく人手を要するために家族の負担が重く、また精神的にも負担の大きい疾病。

その後、さまざまな難病研究が進展。同時に研究対象とする病気の数も徐々に増加し、数百の病気について、疾患概念の確立や治療法の開発などの研究がどんどん進められました。また、医療費助成の対象疾患は、「診断基準が一応確立し、かつ難治度、重症度が高く、患者数が比較的少ないため、公費負担の方法をとらないと原因の究明、治療法の開発などに困難をきたすおそれのある疾患」とされました。五十六の疾患が「特定疾患治療研究事業（医療費助成事業）」の対象となり、二〇〇九年に医療費がすべて公費負担とされました。

ところが、その後、対象とされる難病の数が増加すると、難病対策にかける国の予算は、急速に増大していきます。厚生労働省が実施する難治性疾患克服研究事業（研究費助成事業）の総予算は、二〇〇九年時点で百億円を突破しました。

こうしたなか、二〇一四年五月二十三日、「難病の患者に対する医療等に関する法律」（以下、「難病法」）が成立（施行は二〇一五年一月一日）。これにより、患者さんの医療費助成は、消費税などが財源としてあてられることとなりました。医療費の支給に関する費用は都道府県の支弁とし、国はその半分を負担することが明記されます。その結果、国は、難病の発症の機構、診断及び治療方法に関する調査及び研究を推進し、「療養生活環境整備事業」を継続できるようになりました。二〇一七年四月一日現在、三百三十の疾患が指定難病となっています。

■インスリン発見前は死を待つ病気

インスリンが発見されたのは一九二一年（大正十年）。カナダの医学者であったフレデリック・バンティング（一八九一～一九四一年）と助手のチャールズ・ベストにより発見された。バンティングはこの発見を指導したジョン・ジェームズ・マクラウドとともに、一九二三年にノーベル生理学・医学賞を受賞した。

一九二〇年、彼はオンタリオ州ロンドンのウェスタンオンタリオ大学で内分泌学の講義を受けもっていた。同年の十月三十一日の夜、日課の論文を読み終わると膵臓の内分泌物の単離に関するアイデアを書き留めた。これが糖尿病の有効な治療法の開発につながる第一歩だった。このアイデアに魅了された彼は、翌年犬の膵臓管を縛る手術を試したところ、膵臓が部分的に委縮した。膵臓には、純粋な分泌物が高濃度で含まれていることが期待され、抽出物を糖尿病の犬に投与すると血糖値が下がったのだ。一九二二年にかけては抽出物を得る方法が大きく改良され、抽出物はインスリンと名付けられた。

インスリンは当時の医学では最大の進歩のひとつで、数か月のうちに大量生産され、すぐに1型糖尿病の患者さんに使われた。

十四歳のエリザベスさんは、八百キロカロリーの飢餓療法でかろうじて生き延びていた。一九二三年八月十五日、1ミリリットルのインスリン液を一日二回注射した。すると、体調も栄養状態もたちどころに良くなり、一九八三年七十三歳まで天寿を全うした。

欧米では供給の目途がつくとすぐに患者さんの自己注射が認められた。しかし、日本では六十年ものあいだ自己注射が認められず、また保険の適用もなかった。インスリン注射が必要不可欠な患者さんはインスリンを自費で購入し、自ら注射するという医療法では認められないという違法行為下で命をつないでいた。医療者も違法と知りつつ、自費処方箋で供給していた。

インスリン発見から五十年の昭和四十六年には、糖尿病協会（→P162）が全国的な署名運動をおこない、三か月で十一万四千名ほどの署名を集めた。それでも国の理解を得ることができなかった。昭和五十六年にやっと、自己注射が公認され、その五年後に血糖値の自己測定が保険適用になった。

「指定難病」とは？

繰り返しますが、１型糖尿病は「難病」でもあります。でも、「難病法」が定める「指定難病」にはなっていません。この法律では、医療費助成の対象とする疾患は、次の六つの条件を満たすものとされました。

①発病の機構が明らかでない。
②治療方法が確立していない。
③希少な疾患である。
④長期の療養を必要とする。
⑤患者数が一定の人数（人口の約〇・一％程度）に達しない。
⑥客観的な診断基準（またはそれに準ずるもの）が成立している。

指定難病の選定にあたっては、厚生労働省指定難病検討委員会が、右の要件を満たし、なおかつ重症度分類のある疾患について討議をして決定されます。

この結果、指定難病患者は二〇一六年度には約百五十万人となり、医療費助成の事業規模はなんと推定約千八百二十億円にものぼっています。しかし、1型糖尿病は、現在のところ指定難病ではありません。そのため、患者さんの医療費負担は相当なものとなっています。

患者さんが抱える三つの負担

1型糖尿病は「個性」と書きましたが、医療的にはやはり三つの負担があります。ひとつは直接の治療にかかる負担です。インスリン自己注射、血糖自己測定、そしてカーボカウントなど、多くの患者さんがこれを乗り越えています。

ふたつ目は、社会が1型糖尿病について知らないということです。偏見すら部分的には存在します。

そして一番大きな問題が治療に関わる経済的負担です。

現在、医療費の公的支援としては、十八歳までの医療費の免除（引き続き治療が必要であると認められる場合は二十歳未満まで）と、特別児童扶養手当（精神または身体に障害を有する児童を家庭で看護・養育している父母等に支給される）などがあります（→P158）が、一定の年齢を超えると、治療の経済的苦難が患者さんに大きくのしかかってくるのです。

ここで、1型糖尿病の子どもをもつある母親が書いた手記を紹介します。1型糖尿病の方が抱える困難がよくわかります。

一人息子の勇太と二人で私の実家にある山形県の田舎に引っ越してきたのは五年前です。母亡きあと、それでも元気そうに一人暮らしをしていた父の介護が急に必要になったためでした。父は自慢の松の手入れに夢中になってしまって脚立から転倒、たまたま通りがかった近所の人が気づき救急車をよんでくれたのです。当時東京に住んでいた私は慌てて駆けつけましたが、あの時ほど山形の遠さを恨めしく感じたことはありませんでした。

父はそれでもまだ意識が戻っていませんでした。意識の回復を待って手術をして、リハビリまでこぎつけたころには八か月あまりが過ぎていました。車椅子姿の退院となり、右手にはかなりの麻痺《まひ》が残っていました。

私は一人娘で、田舎には頼れる親戚もいません。東京でホテルマンをしている主人の自らの提案で、当時二年生だった勇太と二人で介護のために田舎に戻りました。

私には、転校当初から何か気持ちがのっていない様子の勇太を気遣う余裕がありませんでした。勇太はサッカー少年でしたが、田舎の学校にも、近隣にもサッカークラブがなく、友達と馴染めない様子でした。そんな勇太を心配しながらも、父の介護に追われる日々を過ごしていました。

勇太の変調に気づいたのは二年生の冬休み、久しぶりに休暇が取れた夫が田舎に来た時です。

「勇太、やけに背だけ伸びて、痩せたなあ…。大丈夫か?」

じつは私も気になっていることがありました。「喉が乾いた」といってはペットボトルの飲料を異常に飲んでいたからです。それにかなり疲れている様子だったので、勇太なりのストレスを抱えているのだろうと、心配していたのです。夫の言葉から何か胸騒ぎがして、夫に父を任せて山形市内の総合病院を受診しました。

「早急に検査が必要ですから入院手続きをしてください」

「えっ」

……ショックでした。父の転倒以来、勇太のことをかえりみる余裕のない日々でした。

「どうぞ、悪い結果が出ませんように」と祈りながら震えが止まりませんでした。

「息子さんは１型糖尿病です。１型糖尿病はご存知ですか？　これは一生抱えていかなければならない難病です」

あっさりという担当医の言葉が心に冷たく響きました。

勇太が学校に戻れたのは、二年生の三学期中ごろでした。担任の女性教師は若く、頼りない感じだったので、病気について理解をしてもらうためにプリントを用意しました。そこには、１型糖尿病についての説明と、勇太自身がやらなければならないインスリン注射や血糖値測定、補食など学校での自己管理について、そして緊急時の対応などについてもかなり細かく書きました。

「こんなに大変なんですか…。体育とかも大丈夫ですか？」

心配したとおりの情けない反応でした。

「あの、特別学級で様子を見ますか…」

これには怒りを隠せませんでした。

「そのような誤解がないようにこのプリントを用意しました。よく読んでください」

このような不安なスタートでしたので、学校での様子はこちらから聞くようにしていました。

「今日、体育の授業でグランド走ったけど、途中で止められた」

「保健室でビスケット食べてたら友達に〝ずるしてる〟ってからかわれた」

「友達の家でお母さんにおやつ食べていいの？　って聞かれた」

勇太から聞こえてくる言葉には私自身も傷つきました。しかし、四年生の担任の先生は違っていました。

「前担任からもお聞きしています。学校での血糖値対策については私も勉強しておきます」

と、心強い言葉でした。

山形市の総合病院には月一回の通院ですが、これはかなりの時間と経済的な負担です。

往復だけで三時間近くかかります。それに加えて総合病院は待ち時間も長く、父の介護のためのヘルパーさんを朝から夕方までお願いしなければなりません。当然昼食介助も必要なので、出かける日は父の昼食の用意もあって早朝からバタバタです。

なるべく短時間で戻ってくることを考え特急に乗ると、交通費だけでも一万円と、かなりの負担です。月々の病院経費は十八歳未満まではポンプ療法の加算分で済みます。それでも、父のヘルパー費用、交通費、食事などの雑費を総計すると一回の通院もとても大きな支出になります。

誰しも生活していく上にはどうしようもない事情が生じます。ですから1型糖尿病というインスリンによって生かされている命の医療補助が十八歳でなくなってしまうのはとても不安で、残酷にさえ思います。

父が倒れてからの山形への往復の経費はすでに大きく、勇太の入院経費も加え想定外の出費続きでした。始まったばかりの住宅ローン、山形と東京の別居暮らし、それだけでも毎月の経費は想像以上に大きくなりました。勇太は疾病保険にも加入していません。これは私の落ち度でした。

東京で一人暮らしをしている夫の暮らしぶりが快適であるはずもなく、もともと丈夫とはいえない体です。

診療時に勇太の治療のことを医師に相談すると、

「インスリンポンプ療法はこの病院の患者さんも何人かいますよ」

「でも先生、経費が高くなりますよね」

最初にそんな質問をした母親を勇太は許してくれるかしら、と今でも時々自己嫌悪に陥ります。考えてみると、発症してから勇太は病気についての理解のなさから傷ついたことはありましたが、あまりくよくよするようなことはなく過ごしてきました。

でも、こんなことがありました。六月の下旬、体育の授業のプールの初日のことでした。この日も勇太はインスリンポンプを装着して出かけていきました。前回の診察日にプール時の注意事項を聞こうと思っていたのに、その日機嫌の悪い父をヘルパーさんに託して出かけたことが気になっていて、大急ぎで帰宅してしまいました。それ以来プールのことは私の頭から抜けていたのです。そして、プール当日、しかも体育は一、二時間目でした。本人はポンプをはずしてプールに入れると思っていたものの、体育担当の教師からストップがかかったのです。家に電話をいただいたものの、ちょうど父を健診に連れていっていて、留守。結局見学になってしまったのです。帰宅後、「今日からプールだったのに…」「どうしてこんな病気になったのかな」といわれた時には「ごめんね」としか返す言葉がありませんでした。

勇太が発症してからやがて四年になります。母親しか気づいてやれないことも多かったはずなのに、いい母親だった自信はまるでありません。私ができることは何だろう？元気で笑顔でいること。東京の夫にも気遣いをすること。父の介護を仕事ができない理由にしないこと…。最近簡単な内職を始めました。勇太の生涯医療費を考えると、何かしていない自分が不安になるのです。夫は「大丈夫だよ、僕が稼ぐから」といいます。住宅ローン、教育費、そして生涯医療費、介護、見通しのつかない別居暮らし、やはり頭を抱えてしまう情けない私がいます。

でも、「ごめんね、勇太の人生はまだ始まったばかり、一番大変なのは勇太です。お母さんも頑張ります」。

1型糖尿病患者に対する偏見

それではここでもういちど、社会的理解の不十分さと経済的苦難についてまとめてみます。病気そのものの苦難については、すでにいわずもがな。

左は、1型糖尿病に対する偏見や先入観の代表的なものです。

①1型糖尿病は贅沢病で原因は不摂生。
②1型糖尿病は子ども（若者）だけの病気。
③インスリンを打っていると運動部に入れない。
④1型糖尿病は遺伝する。
⑤インスリンを始めると禁断症状を起こす。
⑥1型糖尿病の人は寿命（余命）が短い。

右の項目のいずれも根も葉もない噂であって、偏見であることは、この本の読者の方なら、おわかりいただけるでしょうが、一応説明しておきます。

①について、そもそも「贅沢」って何でしょう。

2型糖尿病の場合には、外食が多かったり、暴飲暴食など食習慣や運動不足などの生活習慣の乱れにより発症することがあります。また、アメリカでは所得水準の低い人に2型糖尿病の発症率や肥満症の有病率が高いことが知られています。ハンバーガーやジャンクフードは廉価で糖質と脂質が中心の食事です。所得水準の高い人は健康にも気をつけ、バランスの良い食事（これこそが贅沢かもしれない）、運動ジムへの参加率も高いことが知られています。アメリカでは2型糖尿病は貧困の病気となりつつあります。しかし、それは、あくまでも2型糖尿病の場合です。1型は、そうしたことと一切関係ありません（→P14）。

②については、確かに長らく、1型糖尿病のことを「小児糖尿病」とか「若年性糖尿病」「ヤング糖尿病」とよんでいたことと関係します。今でも、1型糖尿病は子どもや若い人が罹《かか》る病気だと勘違いしている人は少なくありません。しかし、1型糖尿病は、年齢、性別、体格などに関係なく、誰でも突然発病する可能性がある

のです。

③は、そういうことはありません。この本でもすでにふれていますが、血糖値を管理しさえすれば問題ありません（↓P43）。

④は、今でも「親が糖尿病なので、自分も糖尿病にならないか心配」とか「夫が糖尿病なので、子どもに遺伝すると怖い」などという「糖尿病は遺伝する」という認識が根強く残っているのは確かです。

しかし、1型糖尿病は遺伝と直接関係ないというのが、現在の通説です。ただし、「体質遺伝」というのはあります。1型糖尿病でも「自己免疫疾患になりやすい遺伝子（HLA型）があるようだ」ということが最近の研究でいわれています（↓P18）。それに前述したように、ウイルス感染などを契機に不運が重なって、いわば「偶然」に発症します。

なお、2型糖尿病は遺伝も強く関わる疾患です。

⑤については、1型糖尿病の場合には、現在は、まだ一生インスリンを打ちつづけなければなりませんが、それは、薬物の禁断症状とは全く違います。依存性や常

習性を高めるものでもありません。インスリンを、麻薬や覚醒剤のように考える偏見は、社会からなくさなければなりません。

⑥の「糖尿病の人は短命だ」などという話が聞かれるのは事実です。確かに血糖値の自己管理がうまくいかず、合併症を併発することで命を落とすことがあり、そう考えると短命になる可能性はあります。しかし、それは、糖尿病で死ぬのではありません。あくまでも、糖尿病からくるあらゆる合併症によります。合併症にならなければよいのです。私はむしろ1型糖尿病で血糖コントロールしたならば合併症になりにくいと考えていることを前述しました。

もとより、こうした噂や偏見により、世間では人間関係に支障をきたすことが、まだまだ多くあります。次のような話はその典型です。

・まわりの人が、付き合いをやめるようにいった。

・インスリン注射をし、血糖値のコントロールができていれば生活に支障がないのに、病気のことを話し、注射を見せると彼が離れていった。

・彼からは、「支えていける自信がない」「自分にはその覚悟ができていない」といわれた。
・夫から奇形児が生まれる確率が高いなどといわれ、出産をあきらめた。

読者の皆さんは、このような言葉をどのように感じられたでしょうか。私たちはこうしたことのない社会にしなければなりません。そのためには、1型糖尿病についてより多くの人が正しく理解していかなければならないのはいうまでもないことです。

さて、ここでは、「インスリンとの歩き方」というブログを書いておられる遠藤伸司さんに登場願います。

遠藤さんは中学生の時に1型糖尿病を発症されました。その後すでに三十年この病気とともに歩んできた方です。その間、進学、就職、恋愛と、じつに積極的で果敢な人生を過ごされています。

■「インスリンとの歩き方」

二〇一五年十一月　第三回「就活と見えざる何か」

三島由紀夫の言葉を借りれば、僕の母校は「見せかけの形式主義が伝統的に巧みな校風」だったように思う。一貫校ということもあり、大学は入試もせずにそのまま入学した。カタツムリの殻もいよいよ厚くなって、ドクターとの診察ももはや形式的な儀式のようになっていた。発症後、約10年が経過していた。月一回の診察は、必要最低限のやりとりで済ませた。ＨｂＡ１ｃの結果と合併症の有無を聞くぐらいだった。血糖の結果を記載した血糖自己管理ノートはほとんど持参しなかった。

「血糖測定ノートはどうされましたか?」とドクターに問われれば、「あっ、すいません。忘れてしまいました……」と、脂汗を拭くふりをしながら神妙に答えた。ホンネでは、「血糖値なんて、感覚でわかるから、測らなくても大丈夫なんだ」と思っていたが、そんなことは覚られないよう振る舞った。

月一の診察をそんなふうにやり過ごしながら、大学生活は終盤にさしかかっていた。

いよいよ就職活動の時期が始まろうとしていた。《1型糖尿病患者でも就業に問題はありません》、そんな証明書のようなものをドクターに書いてもらい、僕の就活は始まった。

厳しいノルマを経験したい

「仕事に貴賤はない」

当時、父は就職に関して繰り返し言っていた。元々は石田梅岩《いしだばいがん》の言葉だったが、僕はこの言葉に、少なからず感化された。

「仕事があるなら何でもいいや」

希望する職業と、より大きな企業への渇望でざわめく友人をよそに、僕は欲を持たずに就活を始めた。

青葉が茂り始めたころ、カッコよく着こなしているとは、お世辞にも言えない違和感のあるスーツ姿で、しばしば会社説明会に出かけた。低血糖からの汗なのか、緊張からの汗なのか、正体の見えない汗を拭いながら、とにかく歩いた。そして幾多の会社説明会を経て、胸のうちに2つの条件みたいなものが固まっていくのを感じた。

一つは1型糖尿病を面接でキッチリ伝え、それを受け入れてくれる会社であることだった。隠してビクビクしながら仕事をするのは嫌だったからだ。だから、すべての履歴書には1型糖尿病と書いて提出した。効果のほどは不明だったが「働くのに支障はない」という医師の証明書も添えて出した。

（中略）

初めての内定。しかし……

3か月くらい就職活動を続けた後、遂に最初の内定がでた。

（中略）

就活が面倒になってきたところだったし、「まっ、ここでいっか」という気になっていた。ところが、内定を承諾する電話をかけようと思ったまさにその瞬間、自宅の電話のベルが鳴る。それは最大手の通信会社から最終ひとつ前の面接への呼び出し電話だった。僕の心は動揺した。おまけに欲も出てきた。気合いを入れるように慣れぬネクタイを締め直し、勇んで出かけた。

しかし……無念の不合格だった。

1型糖尿病のせいで受からなかった。

そう、自分を暗示にかけて慰めようとしていた。親や就活を終えた友人には不合格の理由を病気の責任にした。しかし、本当のところは面接で極度にあがってしまい、受け答えも呂律が回らなかった。面接後は発表まで僅かな可能性に賭けて待ったが、やっぱりノックアウトだった。

逃した魚は大きかった。けれど、最終のひとつ前まで来られたということが、励みにもなった。もう少し就活を頑張ってみよう、きっと次はうまくやれるという気持ちも生まれた。「さて次行こう。」もう一度、リクルートスーツに腕を通した。

2社目に内定が出たのは、外車の輸入販売の会社だった。職種は自動車の販売営業だった。面接では「1型です、1型です」と大きな声で連呼したが、トントン拍子に面接は進み内定をもらった。僕が車好きだったこともはずみとなって、この会社への入社を決めた。

見えざる何か

無事に就活も終わりを告げて、解放感と安堵感に包まれた。残る大学生活は単位取得のためだけに必要最低限の授業しか受けず、バイトと読書にあけくれていた。傍から見れば、幸せそうなのんびりとした様子に見えたかもしれない。しかし、僕の頭の中では、未知なる外車販売の世界のことが、ぐるぐる廻っていた。

「営業やるなら頂上までいってみたい」

漠然とした野心が大きく羽を拡げる。

かと思うと、悪い妄想も突然、襲ってくる。合併症というといつ爆発するかわからない爆弾を抱えている僕に、いきなりカウンターパンチのような言葉が浴びせられる。

「健康な人より、あなたの人生の残り時間はきっと少ない」

シリアスな言葉だった。

予期せぬ状況からいきなり1型糖尿病を宣告されて10年、合併症という恐怖には常に悩まされてきた。だから、おざなりだったけどインスリンは打っていた。眼底検査や血液検査も定期的に受けていた。幸い、それまでの10年は合併症も発症せず、人知れぬ苦労はあっても、外から見れば、なんとか普通には暮らしてこられた。しかし、「残りの時間」という、どうにも測定できない未来の最終駅が、突然、脳裏に浮かんだ。忽然と姿を現したのだ。いや、以前から気づいていたのに、無意識に、どこかへ押しやっていただけかもしれない。焦燥感が霧のように僕を取り巻いていった……。

二〇一七年一月　第十四回「恋人ができるまで」

（中略）

合コン

その日、僕が少し遅れてお店に到着すると、すでに飲み会は始まっていた。掘りごたつになっている居酒屋で、机の上に置かれたジョッキは半分以上が飲み干されていた。女の子が5人、同僚が7人、計12人の飲みの席だった。

「こんばんは〜、おそくなりました」

僕は、遅れたことを詫びるように、最大限の笑顔と大きな声であいさつをした。

「遅かったなぁ、まあ座れよ」と幹事だった同僚は言った。

僕は席次を見た。普段は、将棋の駒のように向かい合って座っている男女の席順のはずが、まるで勝負がつかないオセロの白と黒のように、交互に座っていた。

すいません……と言いながら、僕は、女性と、同僚（男）に挟まれた席に座った。ぬるくなったおしぼりで手を拭いてから、僕は隣の女の子へ声をかけた。

「はじめまして……」

その後、かけつけのビールを1杯飲んで、隣にいた女の子と話した。不思議とあまり緊張することなく話をすることができて、話題も途切れることはなかった。おまけに笑いながら趣味や仕事のことなど、いろいろな話もできた。

だから、唐突だったかもしれないけれど、僕は、すぐに1型糖尿病を告白した。勇気を持って……。

糖尿病の1型と2型

「糖尿病なんだ。痩せているのに……」と彼女は言った。

その糖尿病は2型の糖尿病で、僕は1型の……わかりにくいよね、ごめん、と僕は言った。

医療者以外の人に1型糖尿病のことを説明しようとすると、いつも「糖尿病」というキーワードだけがヒットしてしまう。僕の病は「糖尿病1型」ではなく、「1型糖尿病」であるわけだから、つまり、病名としても、1型が先頭にあって相当強調されているはずなんだけれど、1型を省いて理解する人は本当に多かった。

だから、僕は、まず「糖尿病」のことを「尿に糖が出る病」だと、ちょっとだけ説明して、その後、1型と2型の違いを必死で説明した……。

「つまりさ、インスリンが必要なんだ。生きていくために……」

「へえ、大変なんだね」

彼女は笑顔だった。それで終わりだった。彼女にとっては、病気は遠い存在であるだろうし、それが普通のことかもしれなかった。

デート

その後、僕は彼女と出かけるようになった。60回払いフルローンで買った98万円の中古車で、僕たちはよくデートをした。食事のたびに、彼女の眼の前で僕は血糖測定や注射をした。運転中に、低血糖の症状があったときには、彼女は、ダッシュボードから果糖ブドウ糖飲料を手にとって渡してくれ、僕はゴクゴク飲んだ。果糖ブドウ糖飲料には果糖ブドウ糖以外にも、別の何かが入っているような気がした。

一方で、彼女が優しくなればなるほど、ネガティブなことがいろいろと頭に浮かんだ。日常生活では車が売れず、おまけに1型糖尿病という病も抱え、その上、血糖値やHbA1cの結果も気にせず、ほったらかしになっていた。一人でいるときには、いつくるかわからない合併症への恐怖は、機械で膨らむ風船のようにすごく大きくなって、彼女をつくることに対するためらいを覚えた。
ただ、彼女と会うたびに、僕が考えているよりも、彼女は1型糖尿病のことを負担だと感じていない様子だった。

出典：「糖尿病ネットワーク」(http://www.dm-net.co.jp/) 連載「インスリンとの歩き方」遠藤 伸司 より許可を得て引用

一般に１型糖尿病の認知度は低く、社会人となって仕事をしていく上での血糖コントロールは難しく、まわりの人の偏見を生むことさえあるのかもしれません。

・話が盛り上がっている時、席を立つ。
・接客中など、仕事の最中でも注射を打つタイミングになることもある。
・出張や旅行など、日常のルーティンと違う場合の注射の打ち方。
・海外出張の場合は時差も考慮しなければならないのが難しい。
・空港カウンターで注射針のことや病気のことを申告しないとならない。

うまくいかないことが続くと、患者さんは、病気について否定的に考えて、落ちこんでしまうこともあります。時々注射を打つのを止めてしまう人もいるのです。

1型糖尿病患者の経済的苦難

「糖尿病ネットワーク」（↓P217）が1型糖尿病の医療費についておこなった患者さんのアンケート結果があります。そこには過半数の患者さんが、医療費負担が大きくて「治療継続が困難」と感じていることなど、深刻な結果が出ています。

経済的な問題は患者さんの不安のなかでも重大なものです。しかも、先のことを考えると不安がどんどん膨らむといいます。

患者さんは、病気により仕事の選択肢が狭められているのも現実。実際の治療費だけではありません。通院の交通費もかかります。もちろん、通院のために仕事を休まなければならず、収入が減ってしまうこともあります。

現在、インスリン補充療法の患者さんの自己負担額は、ペン型注射器による頻回注射法（→P32）と、インスリンポンプなどの持続的なインスリン補充療法とでは異なります。インスリンポンプの改良は日進月歩で、患者さんの生活の自由度を上げることができる素晴らしい医療機器ですが、費用がかさみます。二十四時間血糖値を測定できる機能を搭載した「ＳＡＰ（通称サップ）」となると、自己負担額はさらに高くなります（具体的な医療費の試算→P111〜113）。

小児1型糖尿病の医療費免除は実質的には二十歳未満までです（→P158）。その後、そうした助成金が全くなくなると、患者さんは、かなりの金額を治療に費やさなければなりません。

二十歳は社会人三年目、大学三年生にあたります。経済的に自立できているはずもなく、家族としてもまだまだかかる学費を抱え大変なときです。経済的理由から病院に行くのを間引いてしまう患者さんも多いのが現実です。生涯治療費という問題が、にわかに重くのしかかってきます。

無事就職できたとしても、若いころのお給料で医療費を捻出するのは大変なことです。いつ解雇されるかわからない非正規雇用の患者さんはなおさらです。将来、高齢になって年金生活者となった場合のことなどを考えると、その負担の重さは想像に難くありません。

「すべてがいじめのように重くのしかかる」という患者さんもいます。これは指定難病に認定されていない病気の患者の皆さんが抱えている現実です。生涯医療費という、逃れられない経済的ハンデを理不尽に抱えて生きていかなければならないのです。

生涯治療費は年間四十万円として、二十～八十五歳まで、六十五年間、二千六百万円にものぼります。家を一軒買うか、子どもを二人育てて、中学から私立、私立大学理系コースに進ませるだけの金額です。指定難病に認定され、医療費の負担が免除されたら、どれほど人生が開ける気持ちになれるでしょうか。

財政が困難であることは百も承知です。せめて頻回注射とＣＳＩＩ（→Ｐ31）の差額だけでも助成されれば、患者さんは少しでも安心して自分に合った治療を選択できるのです。

1型糖尿病患者にとってもっともストレスなことは入院

1型糖尿病の患者さんにとって、医療従事者が大きな負担になっている実例を紹介しましょう。それは入院したときのことです。病院がストレスの原因？　どうしてでしょうか。

もちろん1型糖尿病を専門にしている病院ではこんな問題は起こりませんが、往々にしてほかの病院では起こりうることなのです。

入院すると、まずインスリン注射と針と血糖測定器が取り上げられます。そして食事、2型糖尿病用のエネルギー制限食が出てきます。それも非常に制限が厳しめのものです（よく標準体重あたり二十五キロカロリーで食事処方がされます。七十歳の高齢者ではいいですが、二十歳代の若者では飢餓療法に近くなります）。

病棟主治医の指示のもと、看護師が血糖値を測定します。自分で測定したくてもナースコールして血糖測定器をもってきてもらわなければならないので、おいそれとはできません。低血糖の症状などがあれば測定してもらえますが、あくまで「医師の指示通り」に血糖測定がされるからです。

インスリン量も「病棟主治医の指示通り」になります。私の患者さんで「10単位も注射したら低血糖になる」と看護師に訴えても、「医師の指示だから」と取り合ってもらえず、10単位注射され、そのあとにやっぱりひどい低血糖を起こしたという経験を聞いたことがあります。逆に低血糖を起こしたあと「インスリン中止」の指示が出て、そのまま入院していたら命にかかわると思い退院したという患者さんもおりました。この病院は1型糖尿病では、低血糖を起こしてもインスリン注射を中止したらケトアシドーシスに陥ってしまうことすら理解していないのです。正確にいえば、低血糖を起こした原因はその前のインスリンの過剰にあります。今回のインスリンをたとえ同量で注射しても、低血糖によって血糖を上昇させるホルモンが増大しているので、逆に高血糖を起こしやすくなります。このことは1型糖尿病の方々にとっては経験的に周知の事実。ましてやインスリンを中止したらケトアシドーシスを起こしてしまいます。

このような病院では、残念ながら1型糖尿病患者は「文句が多く、いうことを聞かない不良患者」とレッテルを貼られてしまいがちです。

もちろんこんな病院ばかりではありません。糖尿病専門医が血糖コントロールを分担して併診している場合にはこのような問題は起こりません。糖尿病専門医のいないような、ごく一部の病院での対応です。でも、実際にこのようなことがあること自体大問題です。

1型糖尿病の方々はインスリン量の決定も、血糖自己測定の回数もタイミングも、食事のときのカーボカウントもすべて自己裁量でやっています（もちろん形式的には、1型糖尿病患者の自己裁量は主治医の指示のもとでおこなうとなっています）。このような「病気」はほかにはほとんどないのが特徴です。今の医療法ではすべて「医師の指示のもと」におこなうということになっています。それが入院中は、他科の1型糖尿病をよく知らない担当医師の裁量になってしまうのです。医療法のもとでは、たとえ看護師ですらインスリンの量の変更はできないのですから。

ほかの医師を批判するようになってしまいましたが、この責任は私たち糖尿病専門医の啓発不足によるものです。私たちの責任です。申し訳ない気持ちです。

1型糖尿病医療費試算

インスリン治療は、患者さんの選択する治療法や患者さんに適した製剤や器具によってかかる費用が異なります。そのなかで、インスリン治療ならではの特別な診察費用は患者さんの誰もが負担されるものです。その代表的なものが在宅自己注射指導管理料と血糖自己測定指導加算で、どちらも一か月に何回注射をするか、何回血糖値を測るかによって金額が変わります。それらを保険点数で見ると次の通りです。

在宅自己注射指導管理料

・インスリンポンプ使用の場合……千二百三十点
・月二十七回以下の場合……六百五十点
・月二十八回以上の場合……七百五十点

血糖自己測定指導加算

・月二十回以上測定する場合……四百点

・月四十回以上測定する場合……………………………五百八十点
・月六十回以上測定する場合……………………………八百六十点
・月八十回以上測定する場合……………………………千百四十点

（二〇一七年九月現在、リブレ（↓P39）による測定はこのなかに含まれる）

このように、費用は頻度により変わります。

患者さんが使用するインスリン注射用注入器は、ペン型になっていて、インスリンカートリッジを交換する交換型、あらかじめインスリン製剤がセットされ一体になっている一体型（プレフィルド／キット）があります。そのほか、注射器を使用するバイアルタイプのものがあります。

そのほかに注射針があります。インスリン注射用の針は、採血用などの針に比べると非常に細くなっています。針が身体に刺さる際により抵抗がなくなるようさまざまな工夫がされています。また、どのペンのタイプにも合うようになりました。針の長さは、四～八ミリメートルと種類があります。

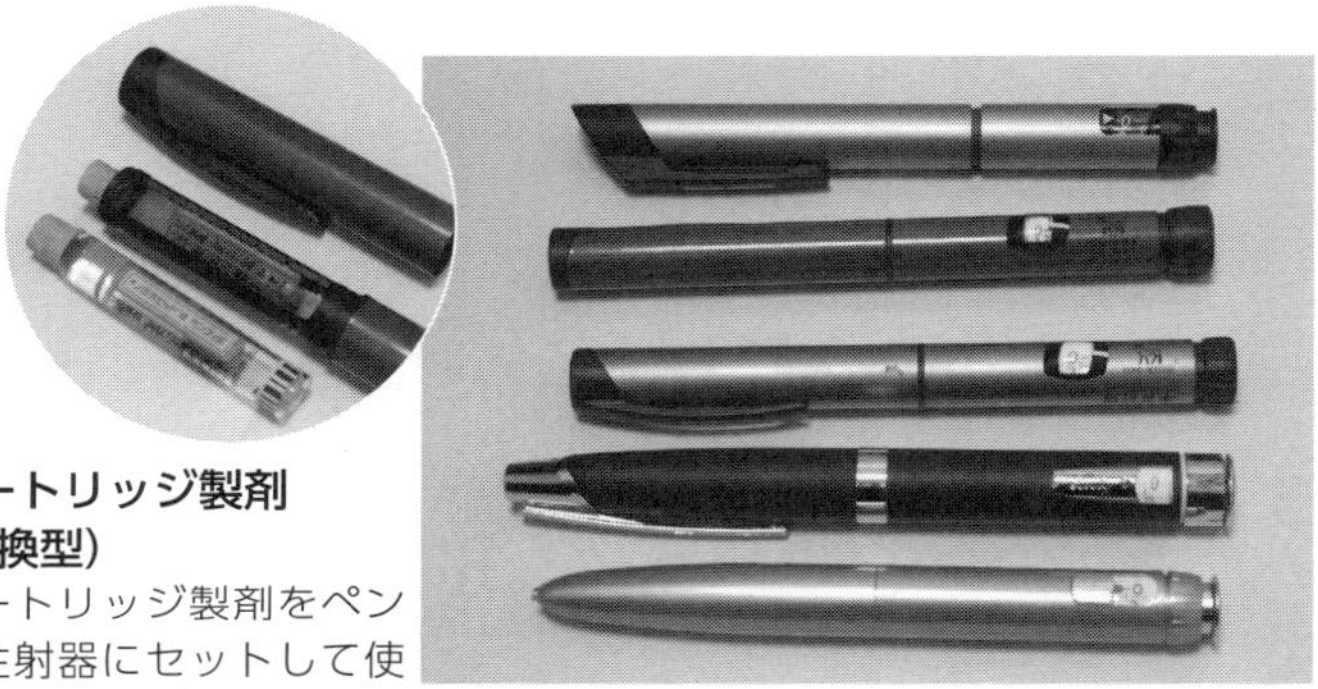

カートリッジ製剤（交換型）
カートリッジ製剤をペン型注射器にセットして使用するタイプ。インスリンがなくなったら新しいカートリッジと交換する。

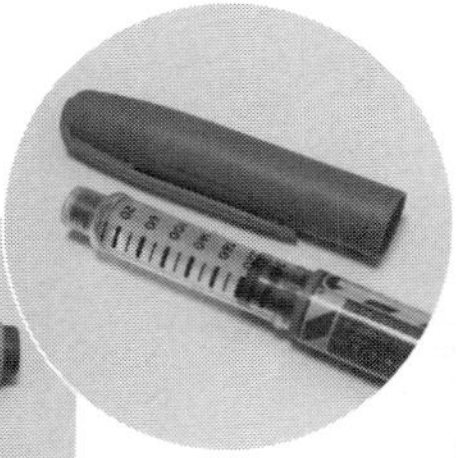

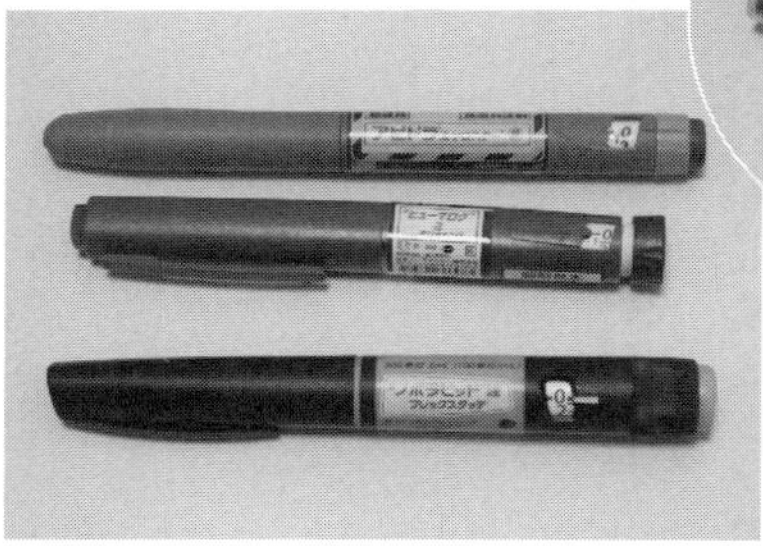

プレフィルド／キット製剤（一体型）
針を付ければすぐに使用できる、薬剤と注射器が一体になった製剤。インスリンを使いきったら破棄する。

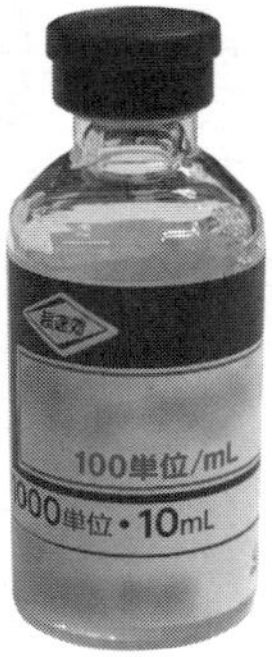

バイアル製剤
透明な瓶に入っている製剤をインスリン専用注射器で使用するタイプ。インスリンポンプもこれを使用する。

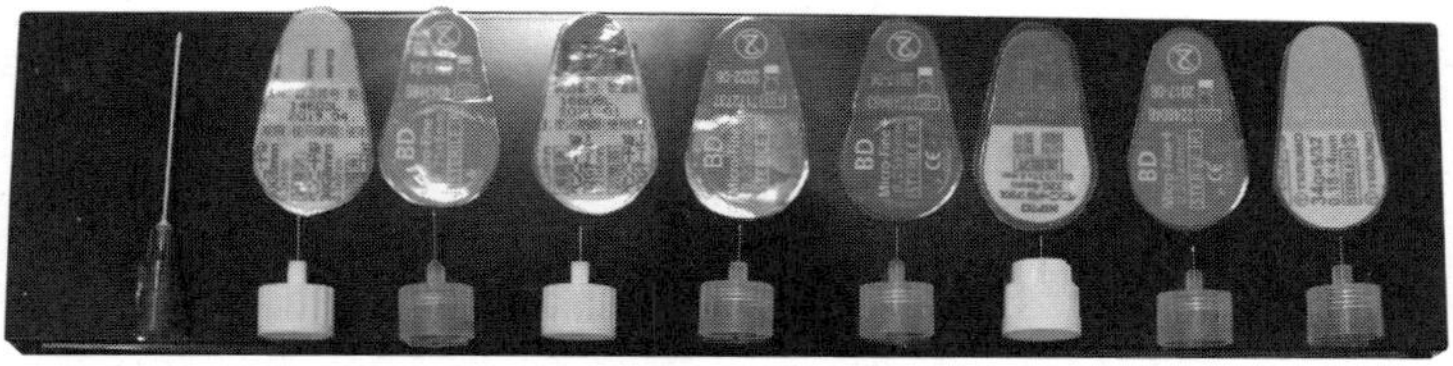

注射針 さまざまな太さ、長さがある。一番左が採血用の針。

針の太さは、ゲージ（G）という単位で表され、数字が大きくなるほど細くなります。インスリン注射で使われるのは、30～33Gです。採血では21～22Gが使われています。インスリン注射用針がとても細いことがわかります。ただし、細ければ、短ければ良いというものでもありません。その人にとっての好ましい長さ、太さがあります。

多くの患者さんが月に一度、診療を受けます。

たとえば、インスリン注射を四回（超速効型アスパルトインスリン：朝14・昼10・夕12単位、持効型デグルデクインスリン：夕14単位）、血糖測定を百二十回している人が一か月にかかる医療費を考えてみます。三割負担で、ほかの経口薬などを服用せず、血糖、ＨｂＡ１ｃ、尿以外全く検査をおこなわない、いわば最低額です。

医療機関でかかる費用

・再診料・検査料・外来管理加算……千六百十円
・在宅自己注射指導管理料……二千二百五十円
・血糖自己測定加算……四千五百円
・合計……八千三百六十円

薬局でかかる費用（薬局によって多少の自己負担の増減はある）

・調剤料など……四百二十円
・アスパルトインスリンディスポーザブルタイプ（ノボラピッド注フレックスタッチ）五本……三千五百九十円
・デグルデクインスリンディスポーザルタイプ（トレシーバ注フレックスタッチ）二本……千五百八十円
・合計……五千五百九十円

医療機関と薬局あわせて……………………一万三千九百五十円（試算）

なお、ポンプを使用すると医療機関側で一万七千三百円、SAP（→P103）になると二万九千三百九十円になります。ただしインスリンはバイアル（→P110）を使うため安く、薬局での負担はそれぞれ二千七百六十円になります。

ですので、1型糖尿病患者さんの年間負担額は、頻回注射法で十七万円以上（これがほかに何もしない最低額。ほかの検査や治療、交通費などは含まない）。ポンプで二十四万円以上、SAPで三十八万五千円以上かかります。すべての医療費を入れると、三十万～五十万円の出費になるでしょう。

この負担を軽減するために、安いカートリッジやバイオシミラーインスリンを使ったり、残念ながら受診間隔を二か月に延ばしたりして必死に生活を守っている1型糖尿病患者さんもいます。それでも節約できるのは最大月四千円程度にすぎません。適当な間隔での受診や、本人に最適なインスリンが使用できない現実があります。その結果、血糖コントロールにも大きな影響が出ると考えています。

このようにペン型注射器からインスリンポンプを導入するまでは、その医療費負担は大きく異なります。インスリンポンプはレンタルで、ひと月当たりのレンタル料金は受診している医療機関からポンプ会社に支払われます。

今後、新しい治療法や医療機器などが導入されると、そのための医療費はより高額になります。現在1型糖尿病は、膵臓移植などを除けば根治される治療法がありません。多くの患者さんは生涯を通じて医療費を払いつづけることになります。

次は、1型糖尿病の娘の医療費について不安を抱える、ある母親のストーリーです。

■1型ストーリー

一人娘の真由は二十歳になりました。現在は大学で心理社会学を専攻し、ゼミにバイトに忙しそうな大学生活を過ごしています。

真由が1型糖尿病を発症したのは小学二年生の時でした。普段は早起きで、「おはよう」と気持ちよく起きてくる真由でしたが、そのころはなぜかだるそうで、「今日学校休もうかな」「お友達と約束しないで帰ってこよう」とかいうのです。

「どうしたの、学校で何かあった？」

「別に何もないよ、なんか体育とか、面倒だなって思って」

おでこを触っても熱もないし、咳が出ている様子もないので、何か私にいいたくない友人間の悩みでもあるのかと気にかけながらも、「はい、元気出して行ってらっしゃい」と送り出す日もありました。

じつは我が家は母子家庭です。父親は真由が五歳の時に病気で亡くなりました。突然の他界だったので、途方に暮れていた私に、「こっちに来ないか」と声をかけてくれたのは実家の両親でした。

そんなある日、

「ママ、これ、先生がお母さんにすぐに見せてって」

毎年、新学期におこなわれる健康診断の結果です。何やらお手紙が付いています。

「健康診断の結果、至急再検査をお願いします」

これが、真由の新しい人生の始まりでした。

近隣の総合病院を受診、そして検査入院。

「お嬢さんは1型糖尿病です」

といわれても、それがどんな病気なのか皆目見当もつかない状況でした。1型糖尿病について医師からかみ砕いた説明を受けても、「一生抱えなければならない難病」であることが、とてもすぐには受け入れられませんでした。家に帰ると不安が増して涙があふれてきました。「あんなに元気だったのに、どうして? 私、妊娠中何かあった? ……やっぱり高齢出産がいけなかった?」そんな自問自答の繰り返しで、毎日真由の変調に気付かなかった自分を責めてばかりいました。

真由の入院中には、病気についての知識とともに、血糖値測定、インスリン製剤、インスリンの打ち方、血糖コントロールの仕方、補食についてなど学習しなくてはならないことがたくさんありました。病院を一歩出れば頼れる人はいません。真由の命を砂糖菓子のように壊れやすく感じて、不安でいっぱいでした。

退院の時、医師が、

「真由ちゃん、明日からは真由ちゃんがお医者さんだよ。インスリン、ちゃんと打てるかな」

「先生、大丈夫、だって皆やってるんでしょう、真由だってちゃんとやれるよ」

娘は、私が家で一人で泣いている時間に、ちゃんと自分の体と向き合って、すでに受け入れていたのです。そんな娘の様子を見ながら、

「真由、ごめんね。泣いているようなお母さんは失格ね」

もう泣いたりしない、前に進もうと思った瞬間でした。ところが、それと同時に、別の不安が私をおそいました。お金が続くのだろうか？

退院して久しぶりの登校です。「明日から学校だね」と、とても楽しみにしていました。事前に担任の先生に病状説明を済ませていましたが、真由も同席で、学校での過ごし方についての話し合いの時間をつくっていただきました。学校長、保健室の先生も交えて、インスリンを打つ場所、関連器具、補食の管理、緊急時の対応、友達への説明などについて話し合いました。特に、友達への説明の仕方は、真由の意見を尊重しようと決めていました。

「真由ちゃん、皆になんていおうか？」

と担任の先生。

「真由には注射とお菓子が必要です、でいいんじゃない」

と、事もなげな返事。

「インスリンを打つ時ちょっと痛いけど、もう慣れたから大丈夫」などと明るい表情で話している真由を横目に、「偉い子だなぁ」と、母親としては反省しかありませんでした。

こうして、真由のインスリン生活がスタートしました。その時は、まだまわりの人の目についての不安はありませんでした。でも、それから徐々に1型糖尿病に対する周囲の理解がないことで、真由が苦しむことになっていくのをひしひしと感じ出しました。

学校では「給食だより」を発行しています。アレルギーの生徒の対応として食材の詳しい情報も記載されています。真由の発症以前はメニューを眺めるくらいでしたが、真由にとっては一番大事なお便りになりました。メニューから主食と炭水化物量を確認して、必要なインスリン量を推定できます。その日必要なインスリンの摂取量をメモしてもたせることが一番大事な日課となりました。

「ただいま！」と帰ってくるまでの時間の長いこと。表情を確認するまでは安心できませんでした。思い返すと冷や汗が出るようなことはたくさんありました。

クラスのお友達が興味本位？　からインスリンの器具を触ってしまい、お友達が先生にひどく注意され、真由が悩んでしまったこともありました。

自転車に乗っていて、危うく接触事故になりそうになったこと。この時は血糖値の管理がうまくいっていなくて、低血糖になっていたのです。幸いお友達が真由に連れ添って帰宅してくれました。お友達が真由がいつもポケットに飴を入れていることを知っていて口に入れてくれたのです。

「真由ちゃんね、ちょっとブルブル震えていたけれど、ふたつ飴食べたら少し元気になって、もうひとつ食べたら笑ったからホッとした！」

と、お友達が必死に報告してくれました。

「本当にありがとう」

でも、そのお友達も、だんだん離れていってしまったのです。

真由は発症以来インスリン注射でとおしていましたが、小学六年生の時にＣＳＩＩの勉強会に二人で参加してみました。ＣＳＩＩはインスリンポンプ療法といわれるものです。注入するポンプの針を体に刺したままの状態にしておけて、一日に必要なインスリンの補充がその都度ボタンを押すだけでできるのです。

「いいな、真由これに変えてみたいなぁ」の一言で、決定です。定期的に通院している医療機関がインスリンポンプ療法に積極的だったことと、真由の血糖値が安定していたことが幸いしました。

ちょうど、ウエストにポシェットを携帯しているようなスタイルになります。私は、これに合わせた花柄のケースをつくってみました。真由はびっくり、

「ママすごい、こんなことできるの！」

ママだってこれくらいできます。でも、そのころには、医療費のことで私はとても悩んでしまっていました。

母親としては心配は増すばかり。

真由の人生はまだたった二十年です。これからの人生は長く、私は残念ながら歳をとっていきます。父親もいなく、兄弟もいないのは仕方がないことですが、申しわけなく思ってしまう自分自身もいます。

加えて災害が多発している近年、もし真由が家から離れている時にそのようなことに

遭遇したら？　と考えると、不安だけが膨れ上がってしまいます。

我が家には、当然のことながら災害時の避難グッズを用意しています。一番手前に真由の医療関連グッズが入ったリュックサックがあります。一週間分を目安に、インスリン注射関連薬品と医療器具、補助食品を用意し、ほかにお薬手帳、保険証などは必須アイテムです。しかし、このリュックサックをもちだす余裕のない時はどうしよう？　真由と連絡が取れない時は？　どこかで真由が低血糖で倒れた時、すぐに対応してもらえるかしら？　そうだ、インスリンポンプを付けていれば気付いてもらえる……。想定問答は不安を煽《あお》るばかりです。

度重なる自然災害に国の法整備も整っているようです。より緊急性の高い疾病が優先されることはもちろんで、糖尿病の患者の対応は近隣の医療機関に託されています。しかし、医療機関にはあらゆる緊急の患者さんが殺到することでしょうから、そのような緊急時には同じ病気の仲間のネットワークが機動力を発揮することでしょう。ネットワークにつながりさえすればお互い必要な医療品を補い合え、助け合うことができるでしょう。すべてが命に直結するものです。

これから先の真由の人生はどんな出会いがあるのだろうか。

真由の体のことを含めきちんと理解してくれる伴侶との出会いはあるのだろうか。

合併症のない体で過ごせるだろうか。無事母親になることはできるのだろうか。医療費を心配しないで過ごせるだろうか。私はいつまで真由のために過ごせるだろうか。

母親の心配はつきません。

私は真由のために、少しでも節約して貯蓄しなければと思って生活しています。

医療費の免除が十八歳で打ち切られました。真由はＣＳＩＩ療法を選択しているので、その分、毎月の医療費が想像以上に負担になっています。そして、万が一の合併症などを想定すると、いくら貯蓄や保険で補っても安心できる金額はありません。

１型糖尿病のイベントでも、「難病認定」されることを声高に訴えています。正直、インスリン製剤と、インスリン注射、インスリンポンプなどに対する補助が生涯にわたってあったら、どれほど安心を得ることができるでしょう。これは１型糖尿病患者の誰もが切望していることです。

１型糖尿病患者にとってインスリンは命そのものです。そしてインスリンが補充できていれば、健常者と変わりなく自分らしい生き方、世の中に貢献できる生き方も選択できるのです。究極の願いは「一日も早くインスリンフリーの夢がかないますように！」…です。

1型糖尿病の人をもっとも傷つけるのは

この本では、患者さんの生の声をあちこちに取り上げていますが、それは、医師の言葉よりも患者さん自身の言葉のほうが説得力があるからです。それどころか、残念ですが、患者さんにとって、信頼できる医師と出会えないこともあるのです。

どんな病気でも、良い医師との出会いが大切なのはいうまでもありませんが、1型糖尿病では、とくにそのことが問題になっています。「はじめに」でもふれたとおり、1型糖尿病は、医師のあいだでも正しく認識されていない現状があるのです。

しかも、発症した時から生涯背負わなければならない病気ですので、医師とは二人三脚でやっていかなければなりません。患者さんが心から信頼できる医師、話していてホッとするような医師、最新の医療について常に真摯に学んでいる医師と出会う必要があります。1型糖尿病に詳しい専門医は、まだ少ないのが現状です。

医師との関係がうまくいかない場合、患者さんは、次のように感じることがあるといいます。

・1型糖尿病についてよくわかっていなくて話がかみ合わない。
・何でも禁止されたり制限されたりする。
・決めつけて、「～なはずだ」「～のはずはない」といわれる。
・アドバイスはありがたいが、血糖コントロールへの脅迫観念が生まれる。
・血糖コントロールができていないことに対し小言をいわれる。
・二言目には、入院を勧められる。
・ひたすら「がんばって!」といわれる。

このような医師の一方的なアドバイスや心無い一言で、患者さんは傷ついてしまうことが多いのです。

第三章　「1型糖尿病難民」を生まないために

「指定難病」の指定に向けて

ここで私は、適当な言葉ではないかもしれませんが、敢えて「難民」という言葉を使わせていただきます。

１型糖尿病は何度も述べますように、「個性」です。インスリン療法さえしっかりおこない、血糖をコントロールさえすれば非糖尿病者と全く変わりない健康な生活が送れます。しかし、経済的な困難が、治療を満足に受けられない「難民」を生んでしまう可能性があります。

現実には、経済的に困難な方も「難民」にならないよう生活を切り詰め、治療をしっかりしています。その姿を見ると心が打たれます。現代社会の「目に見えない貧困」と同じようなことが、１型糖尿病でも起こっているわけです。

国は、いかなる難民（紛争による難民・政治難民・経済難民などあらゆる難民）も生みださない社会をつくる義務があります。この場合、「インスリン治療が容易にできる支援をすること」も、そうした社会づくりの一環だと思います。

「日本IDDMネットワーク」（↓P165）は、さまざまな形で1型糖尿病患者の支援にあたっていますが、そのなかで、医療費の助成を強く訴えています。そしてもっとも注力しているのが、1型糖尿病の「指定難病」認定に向けた運動です。

そのために、同ネットワークは、1型糖尿病の客観的な基準づくりとその基準に基づいた1型糖尿病患者数や発症率の推定、そして成人患者の経済的な負担などについての調査を、厚生労働省の研究班に依頼しました。東京慈恵会医科大学の田嶼《たじま》尚子《なおこ》名誉教授らにより、二〇一四年度から二〇一六年三月まで調査・研究がおこなわれました。それによると、次のような状況がわかりました。

・小児期発症の1型糖尿病の発症率は、二～三人／十万人（年間）。
・小児期の新規発症患者数は、五百～六百人（年間）。
・日本での十六歳以上の調査はなく、外国の例を見ると、成人の発症率は小児期の三分の一程度。
・2型糖尿病と1型糖尿病の鑑別が難しいことが1型糖尿病の抽出を困難にしてい

る（とくに小児期では緩徐進行1型糖尿病が比較的多く、2型との鑑別が難しい）。

・今後の重要課題としては、1型糖尿病の客観的な診断基準を策定し、有病者などを正確に把握すべき。

・この病気をもつ人々の生活実態を把握し、福祉対策を講ずることは行政として極めて重要である。

・成人患者の大半が医療費の負担が大きいと感じている。

また、京都大学大学院薬学研究科医薬産業政策学の研究グループでは、1型糖尿病患者に対する医療費の公的援助の必要性について研究しています。公的援助により期待される効果としては、次のことがあげられました。

・医療費の支援により、治療の質を維持することで、短期的には患者のＱＯＬが向上し、長期的には合併症の発症リスクを抑えることになる。

・支援を受けることで患者・家族が感謝の気持ちをもち、適切な治療を維持する動機づけになる。

・合併症に至る患者数が減少することで、人工透析治療などに関連する高額な医療費が減り、国民総医療費の削減が期待できる。

・患者の医療費負担への転嫁をおさえられることで、先進的な医療手段（インスリン投与機器、持続的血糖測定システムなど）の国内への導入、普及が促進され、患者のQOLが向上し、合併症の発症リスクをおさえることができる。

しかし、1型糖尿病を指定難病にするまでの道のりは、そう簡単ではないといわれています。年々国の財政が厳しくなっています。今後も辛抱強く続けていかなければなりません。でも、それは1型糖尿病にかぎらず、五千～七千といわれる難病のすべてにあてはまることだともいえます。

1型糖尿病難民をつくらないためのもうひとつの努力

1型糖尿病難民をつくらないためには、指定難病にしていくことだけがその方策ではありません。国の経済的な支援よりも重要なことがあるともいわれています。それはより多くの人が1型糖尿病について理解し、偏見や先入観をすてることです。

その第一は、医師をはじめ医療従事者が1型糖尿病を正しく理解することです。糖尿病専門医でも、1型糖尿病の臨床経験が豊富な医師は少ないのが現状です。まだ多くの医療機関で2型糖尿病と同様の教育がおこなわれています。いまだに2型糖尿病と同様な極端なエネルギー制限をすることすらあります。私のクリニックに転院してきた二十三歳、男性、身長百七十センチ、体重六十六キロ、公務員の方が、転院前の医療機関では千六百キロカロリーで食事を指示されていたという事例もあります。これは治療でなく拷問といわざるを得ないと思います。

1型糖尿病の診療経験が少ないメディカルスタッフが、つい2型糖尿病での療養指導をしてしまうのも現状です。1型糖尿病を診察した経験の少ない医師は、一所懸命治療、指導していくあまり、1型糖尿病患者に過大な負担（血糖測定回数や食事など）をかけている場合があります。124ページに示した「アドバイスはありがたいが、血糖コントロールへの強迫観念が生まれる」「血糖コントロールができていないことに対し小言をいわれる」などは、まさにその負担に対する反応です。

カーボカウント法もやっと普及してきましたが、まだおこなっていない医療機関も多数存在します。インスリンポンプを扱える施設は糖尿病専門医がいる施設でもまだまだ少数です。残念ながら、1型糖尿病の方は信頼できる主治医を探さなければならない現状があります。

診療時間を十分に取れない問題もあります。1型糖尿病患者の多い専門病院などでは、「1型糖尿病外来」として二十分～三十分の時間を取っていますが、一般の病院ではなかなか時間が取れません。私のところはクリニックなので、医師の診察時間はやはり十分～十五分程になってしまいます。しかし当院の場合は、1型糖尿病に経験豊富な看護師（糖尿病療養指導士や認定看護師）がそのあと十分～六十分かけて相談をしています。海外では三十分～六十分かけた診療が一般的です。

医師に時間がない場合、「インスリンはきちんと打っていたのか？」「炭水化物をとりすぎの食事だったのでは？」「仕事のストレスが溜まってないか？」などと、焦って矢継ぎ早の質問になってしまいがちです。さらに、かぎられた時間のなかで、血糖自己測定結果からインスリンの量も決めなければなりません。

このように、日本の外来医療では、患者さんが医師とのコミュニケーションをうまく取ろうにも時間がない現状があります。そのことが先にもふれた「1型糖尿病の患者さんにとって、医療従事者が大きな負担（→P105）」になってしまうことがあります。診察をおこなう医師の側からも、左記のような不安が出されています。

・時間に追われて患者さんへの指導が十分にできない。
・個性の強い患者さんへの療養指導が難しい。
・精神的サポート・カウンセリングまで手が回らない。
・教育や指導をおこなっても診療報酬上の加算がない。

チーム医療が大切

糖尿病の医療は本来チーム医療が原則です。ここでチーム医療の形態について説明しましょう。チーム医療というと、皆さんは次ページ（図1）の形を想像するかもしれません。これは「専門的チーム医療」です。医師を真ん中にいろいろな医療職種がそれぞれの専門を生かして患者さんの治療にあたる形態です。それぞれの職種はそれぞれの専門分野からは逸脱しません。食事療法ならば管理栄養士が相談します。足の衛生やインスリン注射の手技などは看護師、血糖自己測定の指導は検査技師や看護師、薬の相談は薬剤師、運動療法は理学療法士（ＰＴ）や健康運動指導士（運動トレーナー）が担います。各職種の技能を生かしつつ、糖尿病全般の知識をもって、主治医とともに統一的なチームとなり、カンファレンスなどで相談しながら診療を進めていきます。患者さんはチームのなかには入らず、もっぱら治療を受ける側となります。これは、心筋梗塞で入院する重症病棟や手術の際には有効なチーム医療です。もちろん患者さんへのインフォームドコンセント（説明と同意）

は必須です。

しかし、これは糖尿病のような慢性疾患には不適切なチーム医療の形態です。そこで、それぞれの職種が輪のように協力しあって、患者さんを巡る「学際的チーム医療」(図2)が開発されました。この場合、それぞれの専門職、たとえば医師は医師としての専門性をもつのは当然ですが、看護師、管理栄養士、薬剤師などほかの分野の知識ももつことが要求されます。広い知識がないと、臨機応変な行動や患者さんからの要望に応えられないからです。最近ではこの輪のなかに患者さんを入れるようになりました。まさしく1型糖尿病の医療はこれに当たります。患者さんもチーム医療の一員として、医師、看護師、管理栄養士などの知識もある程度必要になります。

●図1　専門的チーム医療

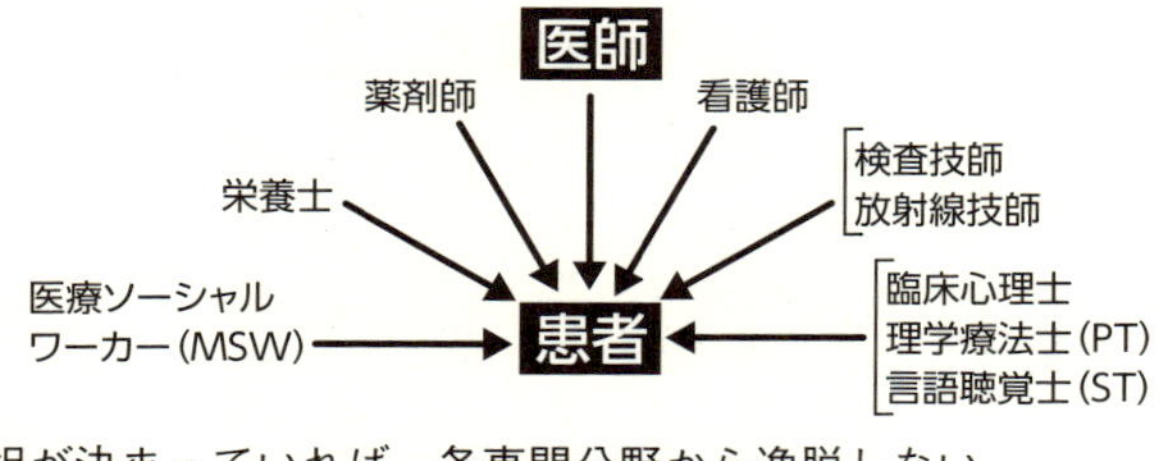

分担が決まっていれば、各専門分野から逸脱しない。
境界領域の打ち合わせがあれば効率的。
医師を中心とするヒエラルヒー構造。

そして自らの医療を進めていくわけです。広くいえば患者会や糖尿病協会もチームの一員になるかもしれません。

さらにいえば次ページ（図３）のように、患者さんとスタッフ一人の二人きりでもチーム医療は可能です。これを「超専門的チーム」といいます。「超専門的チーム」を「学際的チーム医療」に成長発展させていくこともあります。

どの医療職であっても、しっかりした糖尿病の知識をもち、チーム医療のなかで療養指導の力を発揮できるような人材を育成する必要があります。そのために、「日本糖尿病療養指導士制度」があります。また地域ごとに「地域糖尿病療養指導士制度」がほぼ全国につくられてきています。私も「西東京糖尿

●図２　学際的チーム医療

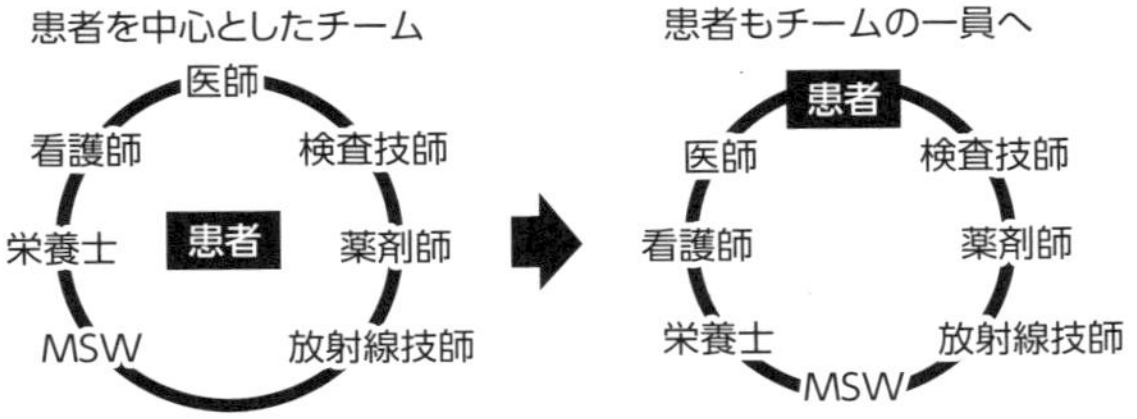

専門分野にかかわらず、ほかの分野に踏みこむ。現代の複雑な医療では、専門職は広く各分野の知識と臨機応変な行動力をもたないと、医療の要求に対応できない。

病療養指導士」の育成に二十年近く関わってきました。

ところが日本には、外来ではこの学際的チーム医療がなかなか発揮できない現状があります。看護師や管理栄養士の外来での保険診療報酬がまだ十分に認められているとはいえないからです（それでも透析予防指導管理料や糖尿病合併症管理料などが新設され、外来栄養食事指導料も引き上げられるなど、財政が厳しいなかで少しずつ充実してきている）。とくに1型糖尿病患者では、ＣＳＩＩや持続血糖モニター付きＣＳＩＩ（ＳＡＰ）などの新しい治療がどんどん増えています。それらの相談を学際的チームで受け入れる体制が、一部の専門病院をのぞいてまだできていないのも現状です。

●図3　超専門的チーム

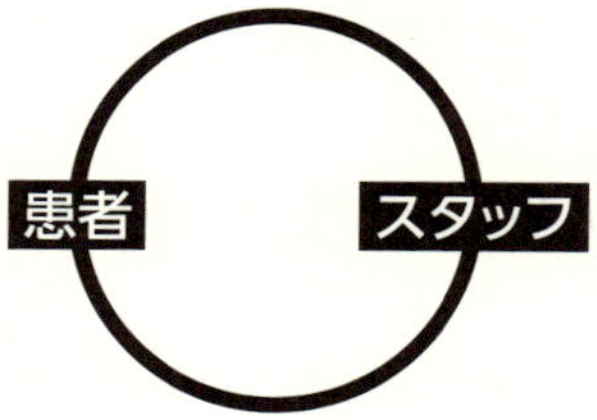

プライマリーケア（緊急の場合の対応から健康診断の結果についての相談まで幅広くおこなう医療）や患者のケースマネジメントに使われる形態。チームは、患者もふくめて少なくとも２人、場合によっては、患者の家族、患者どうしなど多彩なチーム形成が可能。ほかの医療機関との連携もある。

また、日本では慢性疾患への臨床心理士によるカウンセリングも極めて少ないのが現状です。たとえばフィンランドでは臨床心理士もこの学際的チームの一員です。しかし日本では、糖尿病専門医や糖尿病療養指導士が一所懸命患者さんから学びながら、自ら学習して、そのカウンセリング技能を高めつつあります。新しく「日本糖尿病医療学学会」という学会が設立されました。その目的は「糖尿病治療の人間的側面により深く焦点を当てた学問領域として糖尿病医療学を提唱し、患者の生涯にわたる糖尿病との関わりを視野に置いて、患者の心理と行動、医療者と患者との関係、患者による治療利益評価の測定等について議論と研究の深化を図り、もって糖尿病療養法の発展に寄与することを共通の目的とする」です。少しずつ患者さんとの関わりを大切にする新しい医療の芽が出てきているように感じています。

大切なことは、患者さん自身もチーム医療の一員ということです。患者さんの家族や配偶者が入ることもあります。そしてチームを真に動かしていくエンジンは、患者さん自身なのです。主治医をはじめ学際的チーム医療のメンバーは、患者さんにとってパートナーであり、時にはアドバイザーであったり、コンサルタントであったりします。いいかえれば、患者さんと主治医、学際的チームが「治療同盟」を結ぶということなのです。そしてもっと大きなチーム医療の仲間は全国にちらばる1型糖尿病の方々や日本糖尿病協会、ＩＤＤＭネットワークの方々だろうと思います。

前述したように、外来において教育指導をおこなうには時間とスタッフが必要です。実際外来で学際的医療をおこなおうとすれば、診療報酬上の加算が不十分と私も考えています。当院はいつも赤黒トントンでなかなか利益が出ません。メディカルスタッフが多いからです。本当に診療報酬を上げてほしいと思います。しかし診療報酬の加算を声高にすると患者さんの負担額が増えてしまって、患者さんの経済的困難を助長してしまうというジレンマにいつも悩んでいます。保険診療の仕組みがもう少し変わればよいと考えているのは、私だけではないと思います。

T1DM《ティーワンディーエム》イベント

ここで紹介するのは、ある1型糖尿病患者さんの「東京で1型糖尿病のイベントがしたい！」という声がきっかけとなり、二〇一六年九月におこなわれたイベントです。１型糖尿病の社会的認知度を向上すること、１型糖尿病の仲間や情報から疎外されている孤独な患者さんを減らすことを目的とした取り組みです。また、市民や患者、その家族、医療スタッフとの交流の場としての役割もありました。

そのイベントの名称は「T1DM MEET UP 2016 in TOKYO ～1型糖尿病を学ぶ会～」。二〇一六年九月十一日、東京都港区の北里大学白金キャンパス（薬学部）で開催されました。１型糖尿病患者さんやそのご家族、医療スタッフなどさまざまな地域から多くの人が半年以上前から集まり、「１型糖尿病についてもっと知ってほしい」という想いを込めて、企画運営にあたりました。また、東京都の多摩地域で糖尿病診療に携わる医師や医療スタッフなどで構成する団体「一般社団法人 臨床糖尿病支援ネットワーク」も共催しました。

当日会場には、１型糖尿病の患者さんを中心に、その家族や友人、医療スタッフなど、総勢三百五十人ほどが早朝から来場しました。午前の第一部は交流イベントと題し、１型糖尿病に関連したグッズを販売する「１型グッズを手に入れよう」、各メーカーの血糖自己測定器やインスリン製剤、インスリンポンプを並べ、低血糖対策食品や運動紹介、療養生活工夫ポスターを掲示した「ホップ・ステップ・ポンプ！」など、テーマ別にさまざまなブースが設けられました。「ためになる!? 1型うら話しない？」では、インスリン調整に役立つカーボカウントのコーナーや日々の情報交換ができる「交流広場」も設置されました。このほか、「ＴＫＴ（低血糖）ｏｒ ＫＫＴ（高血糖）じゃない？」というキャッチコピーがついた当日使用可能な注射スペース、北里大学の学生さんが作成してくれた、「1型糖尿病とは？」のコーナーなど、盛りだくさんの企画はどれも大盛況でした。

午後の第二部は、コンベンションホールという大きなホールでイベントを開催。まずステージに立ったのは、映画監督のＳＵＳＩＥさん。彼女が1型糖尿病の実話を元に制作した映画『Ａｎｓｗｅｒ』が上映されました。1型糖尿病を発症した主人公ナラのモデルになったのは、ＳＵＳＩＥさんの実の弟・中村恭平《なかむらきょうへい》さんです。上映に加え、監督と実弟・主演俳優とのトークセッション、映画に出演していたバンドによるテーマ曲を交えたライブもありました。

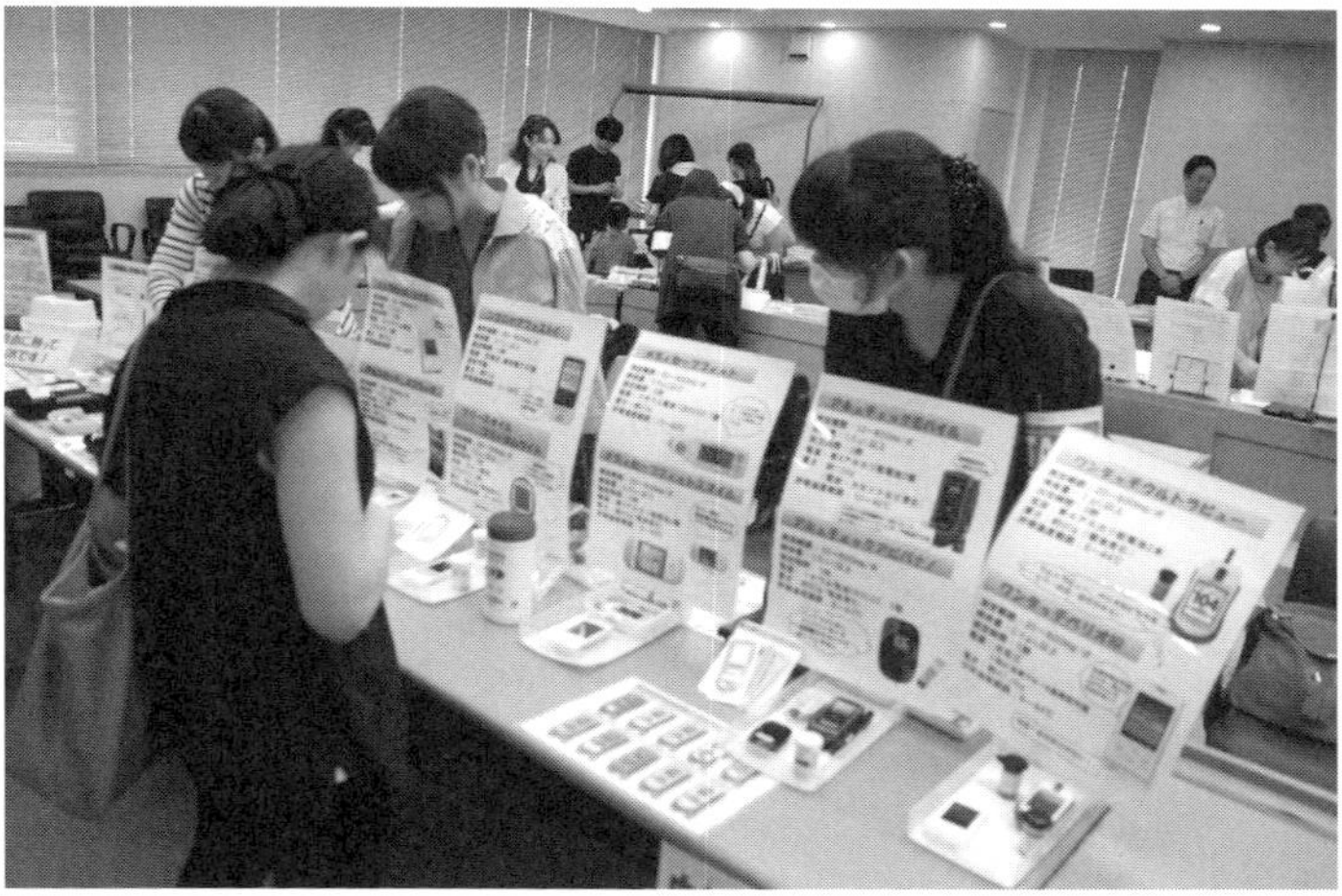

各メーカーの血糖自己測定器やインスリンポンプを紹介したコーナー。

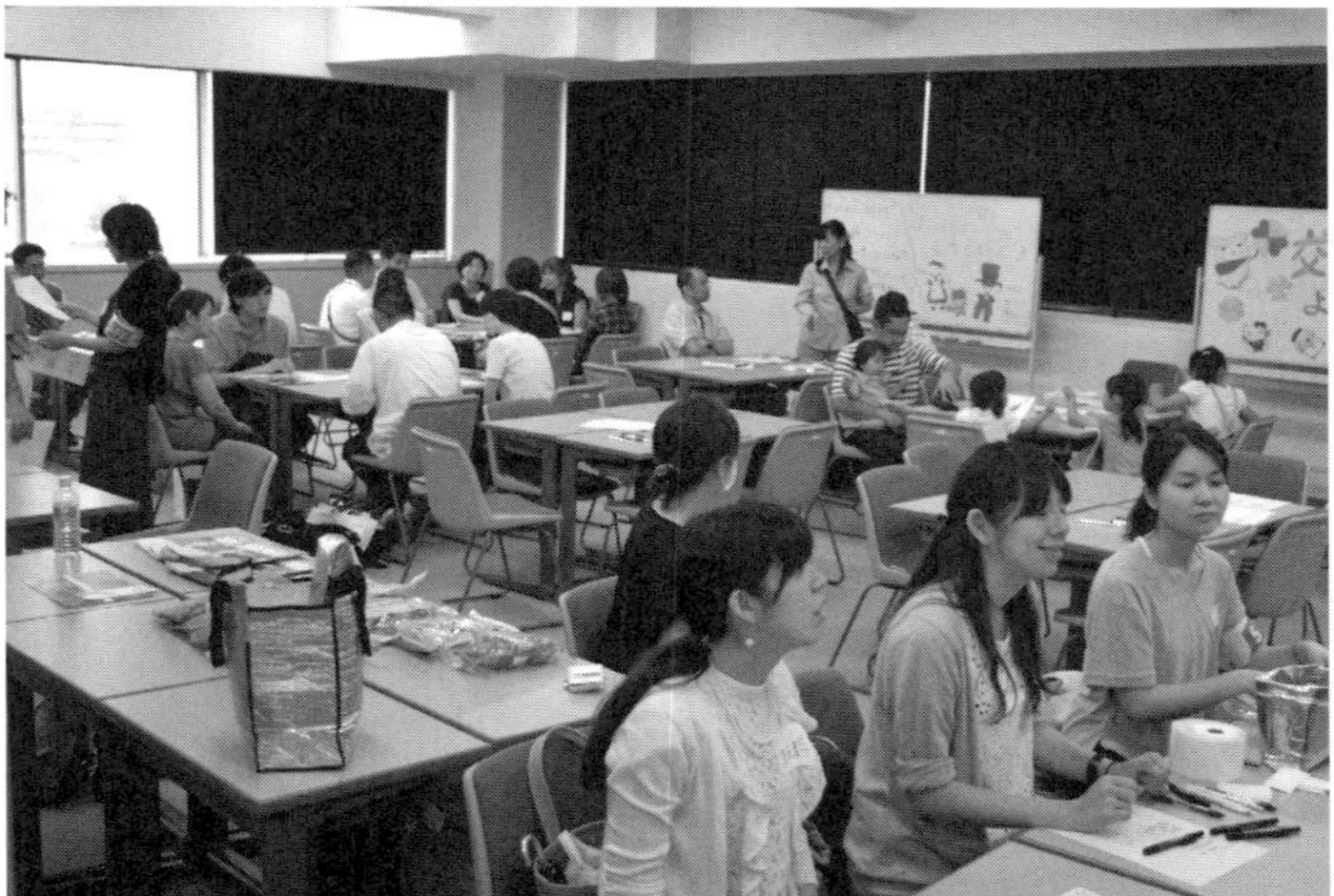

多くの参加者が集まった「交流広場」の様子。

続いて、三人組音楽ユニット「1-GATA」によるライブがおこなわれました。メンバーはバンド名が示すように、皆さん1型糖尿病患者です。1型糖尿病患者集会で出会い、意気投合したといいます。代表曲は、ヴォーカルの中新井《なかあらい》美波《みなみ》さんが自らの病気とのことを詞にした『キミ』。彼女は十二歳で発症しましたが、大学時代まで陸上選手として活躍。病気と二人三脚の人生を受け入れた時に、辛さを抱えながらも前向きな人生が開けたといいます。そして、1型糖尿病を「キミ」としたこの歌が生まれました。『キミ』の演奏前には自らの1型糖尿病との経験を語り、熱唱。会場は感動に包まれました。キーボードの吉田《よしだ》敬《けい》さんは病歴二十五年。熊本出身で、中学時代から作曲

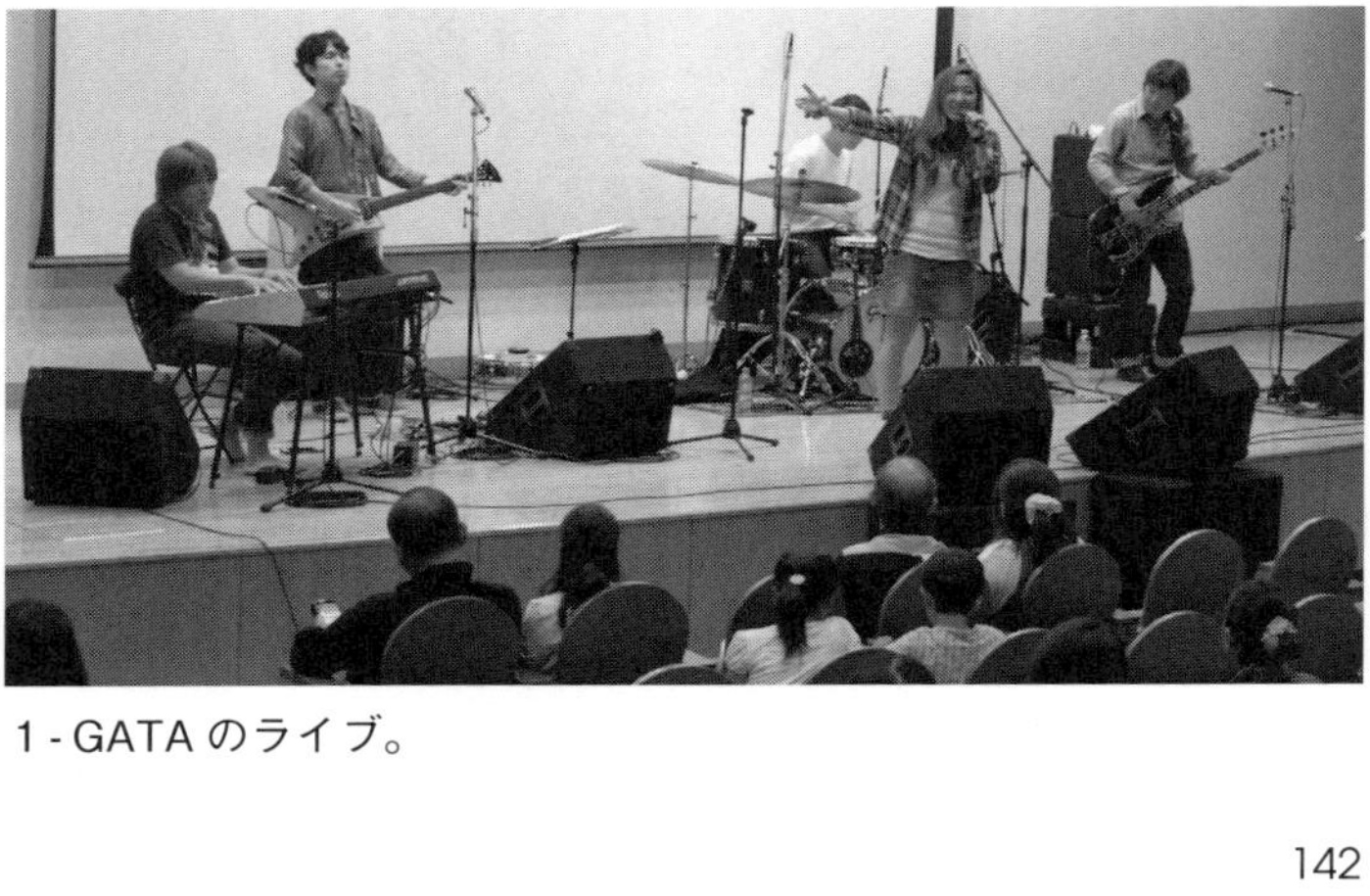

1-GATAのライブ。

をはじめ、プロのミュージシャンとして活動経験もあります。震災以降もさまざまなイベントで1型患者さんたちに勇気を与えつづけてきた人です。ギタリストの山《やま》川《かわ》浩正《ひろまさ》さんは、『島唄』などのヒット曲で知られるメジャーバンド「THE BOOM」として、一世《いっせい》を風靡《ふうび》した方です。音楽を通し、1型糖尿病患者さんへエールを送りつづけています。「1-GATA」のライブは笑いあり、涙ありの演奏内容になりました。

イベント最後におこなわれたシンポジウムでは、SUSIE監督や映画モデルとなった実弟の中村さん、1-GATAのメンバーに加え、元Jリーガーの杉山新《すぎやまあらた》さん、当大会会長で自らも1型糖尿病患者である長谷部翼《はせべつばさ》さん、北里大学北里研究所病院糖尿病センター長の山田悟《やまださとる》先生も参加し、パネルディスカッションがおこなわれました。それぞれが自分の経験に基づいて、1型糖尿病患者として抱える問題から、日常している生活の工夫、病気に負けずに明るく前向きに過ごすための秘訣など、笑いを交えながら語り、客席と一体感のあるシンポジウムとなりました。

シンポジウムのあいだ、「レベル」という言葉が飛び交いました。もちろん正式な医療用語ではありませんが、自分の病歴をゲームに例えて「レベル」という言葉で言いあっていたのです。発病から十年なら「レベル10」というわけで、中新井さんは「レベル13」。吉田さんは「レベル25」の大ベテラン。山川さんはまだまだ初心者の「レベル3」。「〝レベル〟という言葉は、このイベントの楽屋で1－GATAの皆さんがいわれていて、面白いなと思いました。子ども時代に発症して、大人になっている人は数々のハードルを越えられて、それだけ多くの悲しいことや嬉しいことを経験してきた人たちです」と語ったのは、1型糖尿病患者として十年を過ごしてきた「レベル10」の大会会長・長谷部さんでした。壇上からは「むしろ医療スタッフの私たちは病気について知っているつもりでも、患者さんたちに比べたら〝レベル0〟なのかもしれませんね」という意見もありました。二十三歳で発症した杉山さんからは、「たまたま背負った個性」「病気で人生が開けた」など、1型糖尿病とともにうまく生きていくためのヒントになる前向きな言葉が聞かれました。山田先生からは1型糖尿病の治療について医師の立場としての意見が語られました。

イベント終了後には、メッセージボードに参加者から多くの意見が寄せられました。一部紹介いたします。

・多くの1型の人に会えるのは心強い。レベル8。
・イベント内容が充実していて、とても楽しく勉強になりました。レベル４ママ。
・重すぎず軽すぎず、とても良い会でした。感謝です。
・1型発症して二十三年が経ち、今まではあまり公表してきませんでしたが、今日の会に参加し、たくさんの勇気をもらいました。
・ありがとう！ いろんな事を教えてもらいました。生きる事、そんな意味をかみしめました。

このようなイベントを通じ、１型糖尿病の社会的認

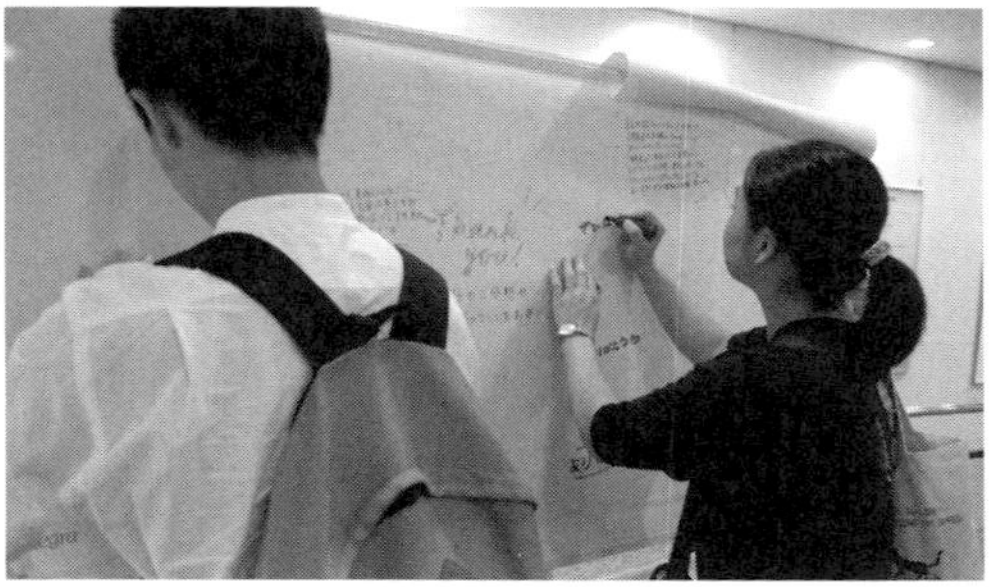

メッセージボードにコメントを寄せる参加者。

知度が向上し、1型糖尿病の仲間や情報から疎外されている孤独な患者さんが減り、市民や患者さん、その家族、医療スタッフとの交流の場ができていくことを願うばかりです。

●『Answer』

二十七歳で1型糖尿病を発症してしまった青年が、葛藤しながらもバンドの仲間に支えられ、ドラムを通じて病気とともに強く前向きに生きる姿を描いた実話に基づいたストーリーフィルム。監督は映画制作・映画祭プロデュース団体『susie films』代表のSUSIEさん。主演は実際に1型糖尿病患者である、SUSIEさんの実弟中村恭平さん。『Answer』のミッションはこれからも続くことだろう。

●1-GATA

ボーカル中新井美波（元陸上選手）、キーボード吉田敬、ベース山川浩正（元THE BOOM）の三人はいずれも1型糖尿病。同じ病気の人のみならず、心や体にさまざまな痛みをもつ人々を勇気づけようと元気さを発散するステージを見せてくれた。『ぼくらの出会い』『キミ』ほかを歌った。

それでも主治医は患者自身

1型糖尿病をよく知る医師は、まず患者さんに「食事を制限したり、運動をたくさんおこなうことはしなくていい。それは2型糖尿病の治療だから」という話から始めると思います。「ゆっくり肩の力を抜いて、この〝個性〟と一緒に歩んでいこう」というかもしれません。エネルギー制限は必要ないし、運動療法は病態の改善には直接には役立たないからです。多くの専門医療機関では基礎・応用カーボカウント法を教えていくこともあるし、医師によっては従来の「食品交換表」（『糖尿病食事療法のための食品交換表第7版』／日本糖尿病学会編著／文光堂発行）を使う場合もあるかもしれません。

この食品交換表は非常に優れた食事療法のガイドブックです。一九六五（昭和四十）年に初版が発行され、現在までずっと糖尿病治療のなかで使われつづけています。また日本糖尿病学会編著『カーボカウントの手びき「糖尿病食事療法のための食品交換表」準拠』も文光堂より発行されました。食品交換表から基礎・応用カーボカウント法に橋渡ししてくれるすぐれた手引き書です。

大切なことは、食事も運動も基本は、健康な人がより健康を維持するために求められることと同じだということです。とくに、育ち盛りのお子さんは、成長のために必要なカロリーをしっかり摂ることが大切です。成長に必要な栄養（一日に炭水化物で五〇～六〇％、蛋白質で一五～二〇％、脂質で二〇～二五％摂るのが理想的とされています）を食事から摂る。一日三食をタイミング良く食べる。適量な運動をする。これらは、誰にとっても健康寿命を延ばすための秘訣なのです。

食事を抜くと、そのあとの食事で非常にたくさんのインスリンが必要になり、同じものを食べても血糖が上昇しやすくなります。いつも同じ時間に規則正しく食べたほうがインスリン量も決めやすくなります。

もちろん、1型糖尿病の患者さんは先に述べたように血糖値の管理が必須ですが、それは、一般の食事の管理の延長上にあるのです。応用カーボカウント法で太ってしまったらやはり健康には良くありません。

運動したあとには低血糖を起こしやすくなります。激しい運動では運動後十六時間くらいインスリン量の減量が継続することが知られています。1型糖尿病では、運動療法は直接病態の改善にはつながりません。しかし運動することは楽しいし、筋肉が鍛えられますし、より健康になり、いわゆる生活習慣病（1型でも生活習慣病を合併することは当然あります）になりにくくなります。長期的には、脂肪が少なく筋肉が多くなると、インスリンの感受性が向上して、インスリンの量が減り、血糖コントロールも改善してきます。

このように自分自身で自分の体をコントロールすることが大切です。多くの1型糖尿病患者さんが「実験」と称してさまざまなことをしています。「ラーメンを食べたときにどのようにインスリン量を決定するか。ステーキはどうか」「百キロサイクリングしたときのインスリン注射と栄養補給の方法」などです。患者さんが新たな「個性」を発見できる契機になります。

このような患者さんは「1型糖尿病難民」になることなどありえないでしょう。患者さんと医師はよく二人三脚といわれます。しかし前述した学際的チーム医療からいえば、家族、配偶者などを含めた九人十脚、十人十一脚にもなっていくのです。しかし、そのスターターは患者さん自身です。そして、全国にいる1型糖尿病の人たちが、応援してくれます。

医師に対する患者さんや家族の声

ここでは、医師に対する患者さんの忌憚《きたん》のない気持ちが書かれた文章を、前出の日本ＩＤＤＭネットワーク（→Ｐ165）が発行している『1型糖尿病［ＩＤＤＭ］お役立ちマニュアル』ＰＡＲＴ５から引用します。

一歳発症・患者歴二年・母

子どもが発症した当時、私自身が混乱し指導を受けた食事療法も全く頭に入りませんでした。入院先で子どもが夜中にぐったりしていても、血糖値すら測ってもらえず、抱っこして朝まで過ごしたこともありました。翌日主治医に話すと「低血糖だったのかもね」と言われました。

そんな時、インターネットでポンプの存在を知りましたが、主治医は否定的でした。悩んでいると病院の看護師が「長く付き合っていく病気だから、専門医がいる病院に行くことも考えてもいいと思う。専門医がいる病院なら、看護師のケアも全然違うものになると思う」と教えてくださいました。主治医はセカンドオピニオンが受けられる準備をしてくださいましたが、転院は賛成していない様子でした。たまたま、患者会の催しがあり参加しました。そこには実際にポンプをつけた子どもや大人が沢山参加されていて、また大阪市大の川村先生ともお話することができました。先生から、小さい子はポンプがいいというお話を聞き、明るく過ごす子供達を見て、「この先生に看ていただこう」と決めました。

実際に通院して良かったのは

○前の病院では入院一か月と言われたが、市大では、四日程で退院となった。
○前の病院では、食事療法が中心でしたが、市大ではカーボカウントを教わった。

○前の病院では、おやつは禁止だった。同室の子どもたちがおやつを食べる時はカーテンを閉め、部屋から出ていた。市大ではおやつ禁止ではなかった。

○ポンプだと、基礎設定するだけで、保育園にインスリン投与しに行く必要がないとわかった。

二十一歳発症・患者歴八年・本人

今の主治医は1型糖尿病の専門医。最初にかかった先生は常勤ではなかったので、常勤の先生がいる病院を勧められ変更した。次にかかった先生に、妊娠を希望しているという話をしたら、「仕事を続けるとコントロールが難しいから、仕事を辞めることも考えたほうがいい」と言われた。仕事を辞めることは考えられなかったから、この先生ではだめだなと思った。妊娠のためにポンプも導入したいと思っていたので、ポンプを導入しているところを探した。患者会の集まりに1型糖尿病の専門の先生がいて、「ポンプしたい」と言ったら、「僕のところにきたら」と言われて主治医を変えた。

二十一歳発症・患者歴十七年・本人

それまでいろいろな先生に見てもらってきましたが、ポンプをつけるために入院したときの主治医が印象に残っています。先生は、「一緒に頑張りましょう」と言ってくれました。これまでそんなことを言われたことがなかったので、一緒に頑張ってくれる人がいるんだというのが驚きでした。

二十七歳発症・患者歴二十年・本人

最初にかかった先生からは、「コントロールすれば、結婚もできるし、赤ちゃんも産める」と説明を受けたので、そんなにショックではありませんでした。教育入院でもうまくいきましたが、自宅に戻ってから上手くいかなくなりました。通院し始めると、「こんな高いのはおかしい。サボっている」とか言われるようになりました。血液検査では、140という結果に対して「100を切りなさい」と指導されました。病院を変えた今は、「140なら、まずまずやな」と言われる値です。

十歳発症・患者歴二十年・本人

小学校で発症し最初の主治医は著名な先生でしたが、診察の時にいつも「なんでこんなにできないの。僕の患者の中で一番できが悪いよ」と言われていました。毎回同じことを言われるのですごく嫌でしたが、薬をもらいに行かなくてはならなかったし、診察に行かなかったら次の時に何を言われるかわからなかったから、怖くて先生を変えることもできませんでした。短大に入った時に小児科から内科に変わろうと思いましたが、「内科に行ったらこんなやさしい扱いはしてもらえないよ。それよりも、僕が君を内科に紹介することが恥ずかしい」と言われました。その後、親の転勤を契機に主治医を変わりました。十数年ぶりに、この主治医に会う機会がありました。その主治医は「あの時はすまなかった」と謝ってくれました。頑なな教科書的な指導だったこと、ほかの患者さんと比べていたことを謝られたんだと思います。

十七歳発症・患者歴二十三年・本人

ぼくの主治医は、2型糖尿病ばかり見ている先生なので、1型糖尿病についてはぼくのほうが知識が豊富になり、薬だけ出して何も言ってくれないです。ぼくも手っ取り早くていいし、合併症が出たら別の病院に行けばいいと思っている。でも、お医者さんも内科医である以上は意識の向上があってもと思う。糖尿病専門の看板を掲げていても、２型糖尿病しか診られない先生が多い。専門でないなら、１型糖尿病の専門の医師を紹介するくらいのことはやってほしいです。自分が医者を頼らず自分で判断するようになったのは患者会に入ってからで、患者会で教えてもらいながらコントロールのコツがわかってきて、だんだん上手くできるようになってきた。

十二歳発症・患者歴二十八年・本人

発症して十八年で眼の合併症になりレーザー手術をうけました。そのころまであいまいな治療で、コントロールできてなかったのだと思います。眼の合併症が出たので、十八年間診てもらっていた病院を変わるとき主治医は、「僕は腎臓の専門。糖尿病の専門の先生に診てもらったほうがいいよね」でした。早く教えて欲しかったと、あっけにとられました。僕が発症した30年近く前は、主治医を変わることはあまりなかったので、最初の病院でずっと治療していました。

転院先の先生は患者会に何回も来ていた先生でした。その先生は研修が終わって初めての患者が僕だったらしく、慣れずにあたふたとしていました（笑）。でも明るく熱心な先生で、その後も親しくさせていただいています。先日先生が結婚されて、二次会の席に私たち夫婦も呼んでいただき、妻と二人でお祝いに行きました。

専門の病院に移って、指導があまりに違うので驚きました。以前の病院では、診察の日の血糖値を測って、それがいいか悪いかでした。だからその日はご飯食べずに行き血糖値を測定していました。もちろん家で血糖測定をすることもありませんでした。専門の病院に移る前までは、ＨｂＡ１ｃという指標があることすら知らされず、きちんと診てもらっていなかったと感じています。先生から怒られたこともありませんでしたが、今のように励まされたこともありませんでした。ただ薬をもらいに行くだけの患者でした。

六歳発症・患者歴三十年・本人

良い先生と言われている先生についても、患者さんが頑張らないと先生も頑張ってくれないと思います。「私も頑張るから、先生もよろしく」という姿勢になって初めて、医療者の方々も頑張ってくださいます。私は毎月、栄養指導を受けに通っていますが、こちらの熱意が伝わると、それに応えて栄養士さんも頑張ってくれて、患者の意向もよく聞いてくれます。栄養士さんに言われたことを毎日実行するのはつらいとお話しすると、新しい提案をしてくださいます。そしてそれを私が実行する、こうしていい関係が構築できてきて、コントロールも上手くいくようになりました。

十五歳発症・患者歴三十三年・本人

初めて外来に行ったときに、診察をしてくださった先生が「私は糖尿病になりたかった。そうすれば患者さんの気持ちがもっと分かると思うんですよ」と言われました。一番最初に会ったときのお言葉だったので、私はスゴイ先生だなと思いました。現在も主治医として診察していただいていますが、長いキャリアの先生ですが常に「患者のために命かけている」というぐらい心から患者の幸せのために治療してくれています。患者にもそれが分かります。主治医との付き合いは。長い病気ですからとても大切ですよね。めぐり合いもあるかもしれませんけど。

出典：『1型糖尿病［IDDM］お役立ちマニュアル』PART5「ぼくわたしの1型糖尿病のこと話しました」（日本IDDMネットワーク編著／認定NPO法人 日本IDDMネットワーク刊／二〇一二年）

■1型糖尿病患者が受けられる助成

現在、1型糖尿病の患者さんをささえる制度としては、次のようなものがある。

小児慢性特定疾患治療研究事業

・子どもの慢性疾患のうち、治療が長く、医療負担が高額になる疾患が対象。児童の健全な育成を目的として、疾患の治療方法の確立と普及、患者家庭の医療費の負担軽減につながるよう、医療費の自己負担分を補助するもの。

・対象年齢は十八歳未満で、引き続き治療が必要であると認められる場合は二十歳未満の児童まで対象となる。

・事業は十四疾患群（七百二十二疾患）（二〇一七年四月現在）を対象として、糖尿病（1型糖尿病、2型糖尿病、その他の糖尿病）も補助の対象になっている。
・医療費の自己負担上限額は、生計中心者の前年の所得税課税年額によって規定されている。
・実際に補助を受けた時の自己負担額は（医療機関での支払い額）は原則として〇円になるが、所得の多い家庭では一定の限度額を負担しなければならない場合もある。

特別児童扶養手当

・「特別児童扶養手当等の支給に関する法律」に基づき、精神または身体に障害を有する二十歳未満の児童の福祉増進を図ることを目的に、その児童の保護者に支給される。
・1型糖尿病の場合は二級に該当する場合に支給される。
・手当額は二級月額三万四千二百七十円と定められている。

障害基礎年金

・国民年金に加入しているあいだに初診日（障害の原因となった病気やけがについて、初めて診療を受けた日）のある病気やけがで、法令により定められた障害等級（一級・二級）による障害の状態にある間支給される。

・糖尿病に対しては合併症がある場合に認定される。糖尿病により、日常生活が自力でおこなえない状態の人は一級、他人の介助を必ずしも必要としなくても日常生活に著しい制限があり、就労困難な人は二級、就労が著しく制限される人は三級に認定される。

・平成二十八年六月一日から、障害年金の審査に用いる代謝疾患（糖尿病）の障害認定基準が一部改正された。改正後の糖尿病の障害認定は、治療をおこなってもなお血糖コントロールが困難な症状の人が対象となる。

ニュー福祉定期貯金

・特別児童扶養手当や障害基礎年金を受給されている人が対象となる。

・預入期間一年定期預金で、一般の定期預金の金利に年〇・一％（税引き後〇・〇七九六八五％）一定の金利が上乗せされる。

第四章　1型糖尿病　「治らない」病気から「治る」へ向けて

公益社団法人日本糖尿病協会

1型糖尿病の皆さんは「糖尿病連携手帳」、血糖自己測定記録用の「自己管理ノート」、糖尿病患者用IDカード（緊急連絡用カード）などを利用されていることと思います。また海外渡航の際には通称グリーンカードとよばれる「英文カード(Diabetic Data Book)」を記入してもらい、パスポートと一緒に携行したことがあるかもしれません。それらを発行しているのが「日本糖尿病協会」です。

日本糖尿病協会は、糖尿病を克服し国民の健康の増進に寄与することを目的に、「糖尿病の予防と療養についての正しい知識の普及啓発」、「患者・家族と広く予備群の方々への療養支援」、「国民の糖尿病の予防と健康増進のための調査研究」、「国際糖尿病連合の一員として糖尿病の撲滅を目的とした国際交流」などの事業をおこなう公益社団法人です。患者さん、医師・歯科医師、コメディカルスタッフ、市民・企業などで組織されています。一九六一年に創立され、一九八七年に社団法人となり、二〇一三年より公益社団法人となりました。

全国に会員の患者と医療スタッフでつくられた約千六百の糖尿病「友の会」と、四十七の都道府県糖尿病協会があり、連携して事業をおこなっています（以下ホームページより抜粋の箇所があります）。会員は約十万人です。世界糖尿病連合(International Diabetes Federation)の正会員でもあります。たとえば私のクリニックにも糖尿病「友の会」として「たま希望《のぞみ》会」「くにたち希望《のぞみ》会」があります。クリニックの患者会が東京都糖尿病協会、日本糖尿病協会を経て「世界糖尿病連合」まで続いているというのは素敵なことではありませんか。会員には、日本糖尿病協会理事など役員の方々に糖尿病患者さん、もちろん1型糖尿病患者さんもおります。最近では、地域で糖尿病療養指導を担う看護師、管理栄養士、薬剤師、臨床検査技師、理学療法士さんなどの「地域療養指導士」制度の確立を援助しています。

また、月刊誌『糖尿病ライフさかえ』を発行し、機関誌として会員の方にお配りしています。このなかには多数の1型糖尿病にかかわる記事が載っています。糖尿病療養の最新情報、食事療法を活用したクッキングレシピ、療養生活のコツ、患者さんの体験談、医療スタッフの声など、患者さんのみならず医療者にとっても患者さん目線で糖尿病をとらえることができる有益な情報源となっています。

1型糖尿病患者の小・中・高校生を対象に三～七日間の「小児糖尿病サマーキャンプ」をおこなっています。子どもたちが自然のなかでの集団生活を通じてインスリン自己注射や血糖自己測定など自己管理に必要な糖尿病の知識・技術を身につけるとともに、メンタルケアの場ともなっており、ともに励む仲間をつくる場を提供しています。また、日本糖尿病協会では、キャンプ経験者である二十～四十代の若手患者をメンターとして育成し、各地のキャンプで後輩たちをサポートする「インスリンメンター制度」を設けています。メンターは、各地のキャンプに参加し、自身が乗り越えてきた道を語ったり、参加した子どもたちの悩みをじっくりと聞いたりして、1型糖尿病をもつ子どもたちやその家族の支援をおこなっています。

1型糖尿病患者さんも参加するマラソンチーム「TEAM DIABETES《ダイアベーツ》 JAPAN（TDJ）」もあります。医師でもあり1型糖尿病患者でもある南昌江《みなみまさえ》先生が創設されました。当院の健康運動指導士もワーキンググループとして参加しています。糖尿病だからといってできないことはないという「No Limit」を基本概念に置きながら、患者さんが運動を通じて自己管理をおこない、糖尿病と向き合い生活の質を高めることを目的としているチームです。毎年ホノルルマラソンやタートルマラソンに参加しています。もちろんウォーキングでも参加できます。私もホノルルマラソンにこのチームとしてウォーキングで参加しました。

特定NPO法人「IDDMネットワーク」

ＩＤＤＭネットワークについて、ここで改めて紹介します。このＮＰＯは、１型糖尿病患者を支援するため、四十七都道府県を網羅する患者・家族会、海外八か国の支援団体とつながりをもって活動しています。理事長井上龍夫《いのうえたつお》さんは、『１型糖尿病［ＩＤＤＭ］お役立ちマニュアル』ＰＡＲＴ４に、次のように書かれています。

振り返ってみますとこのお役立ちマニュアルシリーズを始めたのは二〇〇二年からです。当時は患者向けの適切な情報源が少なかったことから、とにかく１型糖尿病をもった患者・家族にとってまず必要な情報を、患者・家族の視点から整理して提供しようということでスタートしました。（中略）

現在の治療の基本はインスリンの適切な継続的補充です。この補充ということは決して「治す」ことではなく、生きていくために必要なものを「補っている」ことで、補充の中止は命の終わりになるということはいうまでもありません。その補充といういわば対症療法から本当に「治す」ことに向かって欲しいことは患者・家族の共通の想いでしょう。（中略）

皆さんにご理解いただきたいのは日夜、「1型糖尿病の根治療法の確立」をめざして研究に心血を注ぐ研究者の方々が私たちのそばにいるということなのです。「本当にこの病気は治らないのだろうか？　インスリンをつくる機能が欠けているだけじゃないか。何か方法はあるはずだ」という思いはおよそ20年前に私の息子がこの1型糖尿病を発症したとき、まず最初に私が思ったことでした。（中略）

この二十年間の医学、医療の進歩には目覚ましいものがあります。およそ6年前にわが国でも始まった「膵島移植」、最近の大きな話題になっているｉＰＳ細胞な

どによる「再生医療」の進歩はそのような夢を現実のものとする期待を抱かせてくれています。（中略）
本書の発行をきっかけに、患者・家族の期待感と医療者・研究者、企業などとのモチベーションがうまく連携するコミュニティが形成され、皆さんの力をあわせることで、先進的医療の推進体制なども含めて1日でも早く「1型糖尿病の根治への道が拓かれること」を期待しております。

出典：『1型糖尿病［IDDM］お役立ちマニュアル』PART4「1型糖尿病の道を拓く—医療者 研究者 患者・家族とともに—」（日本IDDMネットワーク編著／認定NPO法人日本IDDMネットワーク刊／二〇一〇年）

IDDMネットワークは、インスリン補充が必須な患者さんとその家族一人ひとりが希望をもって生きられる社会の実現を目指して活動をおこなっています。その最終ゴールは、1型糖尿病を「治らない」病気から「治る」病気にすることです。

同ネットワークは「救う」「つなぐ」「解決」を活動の方針として掲げています。

これらは1型糖尿病にかぎらず、あらゆる難病や社会の場に共通するキーワードとなるもので、孤立しがちな難病患者さんにとって、とても重要なことなのです。

治療の進歩とともに

一九二二年に臨床に使われはじめた当時のインスリン製剤（↓P77）は、非常に「うすい」もので、現在のインスリンの五倍注射しなければなりませんでした。その後、ブタとウシの膵臓から抽出したインスリンが長らく使われました。

日本でインスリンの自己注射の保険適用が認められたのは一九八一年のことでした（↓P78）。それまでは、いろいろな方法で「非合法」で患者さんにインスリンを処方していたのを覚えています。また、使い捨ての注射器を使い、今では医療機関でしか見られない方法でバイアル（薬剤の入ったガラス瓶↓P110）からインスリンを注射器に注入していました。一部の病院ではまだ、ガラス製の注射器を煮沸消毒して使用している時代でした。

一九八五年には半合成ヒトインスリンが発売されました。しかし、追加インスリンとして使う「速効型インスリン」は効果の発現まで時間がかかり、食事の三十〜四十五分前に注射しなければなりませんでした。その上、次の食事前までインスリンの効果が残ってしまうので、低血糖を起こしやすいインスリンでした。そのため、基礎インスリンには中間型インスリンを使わなければなりませんでしたが、その中間型インスリンも撹拌《かくはん》する必要があったり、撹拌しても成分が均一になりにくかったりという特徴がありました。さらに、薬効が短く、一日二回注射しなければならないことも多く、基礎インスリンとして使うには問題がありました。

二〇〇一年に超速効型インスリンが、二〇〇三年には持効型溶解インスリンが発売されました。1型糖尿病患者にとって一日四〜五回のインスリン注射回数は変わらないものの、満足できる基礎・追加インスリンを手に入れることができました。さらに今では、より効果が長い持効型インスリンや、一回の注射量が少なくてすむ持効型インスリン、後発品として薬価が安い持効型インスリン、妊婦さんにも使える安全性の高いインスリンなど、選択肢が広がってきました。基礎インスリンである持効型インスリンは、ほぼ理想的なものが出そろったといえるでしょう。

しかし、超速効型のほうはまだ不十分です。やや効果が遅く、食後血糖値を十分抑えきれないからです。そのため、食事の十五分前に注射するほうが食後の血糖上昇を抑えられるとされています。十五分前注射というのは、とても不便です。現在、「超超速効型」インスリン（私にいわせれば真の超速効型）が臨床試験中です。これが発売されれば、頻回注射法はほぼ完成すると思われます。

次にCSII療法の目覚ましい発展があります。私は、一九八四年に当時の大きな器械（スマホの二倍近い面積があり、厚さが三センチメートルくらい）を1型糖尿病患者に導入したのが最初です。二〇〇〇年に保険適用になりましたが、当時のポンプはいつも一定の基礎インスリン量を注入するだけで、注入量の変更は手動でおこなわなければなりませんでした。現在では、あらかじめ時間ごとの基礎インスリン量を登録しておけば、自動的に注入量を変更できるポンプが主流になりました。国産品もあります。これは、ポンプの針を体に刺したままの状態にして、スマホを操作するような感覚で、ボタンひとつでインスリンの注入を調節できるというもの。インスリンの必要量は、一日のなかでも変わります。一般的に夜明けから朝にかけてが高く、日中は低くなります。夕方は、とくに若い人では、必要量が上昇します。食事の度に補充する追加インスリンは、その都度ボタンで補充します。一回ごとの注射の手間が省け、気軽に何回でも追加インスリンを補充できます。

血糖自己測定も一九八六年に保険適用になりました。現在ではより簡便になり、正確性も増しました。今では、五〜十五秒で血糖値が測定できる器械が標準です。しかし、本質的にはこの三十年進歩していないともいえます。とくに採血器で血を出さなくてはならず、手間がかかる上に、痛みと止血からは解放されていません。採血しないですむ血糖測定器はこの三十年間研究されてきましたが、まだ実用化に至っていません。

かわりに登場したのが、持続血糖モニター（CGM《シージーエム》）でした。血糖といっても、実は皮下間質液中のグルコース値*を測定しているので、正確には血糖値ではありません。二〇一〇年に日本で発売され、施設条件がありますが、保険適用になりました。この器械は、皮膚にセンサーのごく細い針を挿入し、五分ごとのグルコース値を五日間程度測定します。その場ではグルコース値はわからず、器械をはずしたあと、医療機関で解析します。この器械はあくまで医療機関の「測定器械」です。患者さんは毎日毎日のグルコース値を知ることはできませんでした。

＊血糖値は、血管を流れる血液内に含まれるブドウ糖の濃度のことだが、皮下間質液中のグルコース値とは、細胞と細胞とのあいだに存在する液体中のブドウ糖の濃度のこと。

二〇一四年、持続血糖モニター付きのインスリンポンプが発売されました。これで初めて患者さんはリアルな血糖値の変動を生活に活かすことができるようになりました。器械の上に現在の血統値とグラフが表示されます。私のクリニックでも十人の1型糖尿病の方が使用しています。ただ、保険診療での高自己負担額がネックです。月に三万五千円を超える自己負担があります。

二〇一六年十二月、センサーに測定器（リーダー）をかざすだけで、二週間のあいだ、皮膚に針を刺さなくても皮下間質液中のグルコース濃度を測定することができる「フリースタイル・リブレ」が発売されました。二〇一七年九月には、インスリン療法の患者に保険適用されました。かざすだけでグルコース値がわかることから、「フラッシュグルコースモニタリング（FGM《エフジーエム》）」とよばれています。

このようにさまざまな進歩がありますが、注射をすること、血糖自己測定のために採血しなければならないことなどは本質的には変わっていません。また、これらの進歩は、あくまで「補充療法」とその「モニタリング」にすぎず、病気を完治させるものではありません。

人工膵臓（クローズドループ）の実現は？

SAP（→P103）が発展したもので、インスリンを補充することから解放される可能性が高い治療法が登場！　これは、「クローズドループ」という「人工膵臓」です。二〇一六年九月、米国食品医薬品局によって「人工膵臓」が世界で初めて承認されました。「MiniMed670G　ハイブリッドクローズドループシステム」という携帯機器です。基礎インスリンを患者さんが設定するのではなく、機器が血糖値の推移に応じて投与量を自動的に調節してくれるというものですが、食事のときの追加インスリンについては、自分で設定する必要があるため、ハイブリッド型とよばれています。アメリカでは、二〇一七年春から臨床試験が始まりました。

一方、日本でも、二〇一六年十月、高知大学病院の外科で入院患者のためにベッドサイドで使う形式の人工膵臓「STG-55」の実用化に成功。「人工膵臓の現状と課題」(『人工臓器』四十四巻三号、二〇一五年)という論文で発表されています。

人工膵臓における今後の課題は、完全に自動制御でき、生体に近いメカニズムで血糖の推移により、インスリンやグルカゴンを補充できるコンピュータシステムを実現できるかどうかでしょう。そのときが真の「人工膵臓」の誕生です。

しかし、それでもまだ、「治らない」病気から「治る」とはいえないと思います。

膵臓移植と膵島移植

現時点で、完全にインスリン補充からの解放を望めるのは、脳死したドナーから膵臓や膵島を移植する治療です。これなら、「治る」と評価してよいといわれています。

ところが、極端なドナー不足だといわれている日本では、現実的な治療の選択肢になり得ているかといえば、残念ながらそういえないのが現実です。それでも膵臓移植は、日本の保険が適用される治療法です。

一九九七年に「臓器移植に関する法律」が施行され、膵臓移植は、二〇一五年末までに二百四十九例、二〇一六年一年間では三十一例が報告されています。しかし、この数字は海外と比べてかなり低いといいます。たとえば、アメリカの七十分の一、韓国の約三分の一です。

無自覚低血糖の人など、放っておいたら突然低血糖昏睡で亡くなってしまうような重度の人で、日本膵・膵島移植研究所の基準を満たした人は、移植を実施できる可能性があります。

しかし、一般的には腎不全を伴う人に膵腎同時移植という形でおこなわれることが多いです。この移植手術の五年生存率は九五%、生着率（移植した臓器や組織が施術後に機能している割合）は、膵腎同時移植の場合、一年で九割弱、三年で八割強、五年で七割強です。

膵島移植は、膵臓の一部、インスリンを産出するβ細胞がある膵島のみを移植して血糖をコントロールすることを目的としています。膵島のみを取り出して局部麻酔下にカテーテル（細管）をお腹に刺して、肝臓内の血管である門脈に点滴で注入します。わずか十数分で終わる治療法です。治療を受ける人の負担が少ないので、高齢者や、合併症がある人などが手術適応になります。

しかし、膵島移植は、膵島を外分泌細胞から分けて純粋に取り出す単離という技術が難しく、現在は、ひとつの膵臓から集めた膵島を移植しても完全にインスリン注射を止めることはできないとされています。移植が二回以上必要になることも多いようです。膵臓移植に比べると移植後の成績も良くありません。また、1型糖尿病による膵島に対する自己免疫メカニズムも抑制する必要があります。それでも、こうした医療技術が、近い将来さらに発展していけば、1型糖尿病も「治る」病気になるかもしれません。

iPS細胞（人工多能性幹細胞）による再生医療実現のXデーは？

1型糖尿病を「治らない」病気から「治る」病気にするために期待されているのが、iPS細胞を利用した再生医療です。

iPS細胞は、ヒトの体のあらゆる臓器、部位の細胞に変化する可能性があるとして、将来さまざまな難病に苦しむ人々を救う可能性が大いに期待されています。すなわち、iPS細胞からインスリンを分泌するβ細胞をつくろうというのです。この技術が確立すれば、膵臓提供者の有無にかかわらず膵島移植ができることが期待されているわけです。

日本では、山中伸弥《やまなかしんや》教授率いる「京都大学iPS細胞研究所」が、iPS細胞を再生医療に活用する研究を進めています。二〇一五年二月には同研究チームでヒトのiPS細胞から、膵臓のもととなる「膵芽《すいが》細胞」を効率よく作製したと発表されました。近い将来、再生医療により、1型糖尿病が「治る」病気になる日もくるといわれています。

■山中伸弥先生インタビュー

僕自身はですね、糖尿病の研究というのはしていないんですが、糖尿病というのはすごく思い入れが強い病気なんです。それには理由があって、一つは、1型ではないのですが、僕の父が2型の糖尿病になって、ある時からインスリン依存の状態になったんです。今みたいに細い針じゃなくて、すごく太い針で、家に帰ると必ず、「伸弥、(注射)やってくれ」っていうんですよ。それも、すごい量を注射するんです。そういうこともあって、インスリン注射をなんとかしたいという思いがあります。

もう一つは、大学院時代の先輩が、いま大阪市内の公立病院で1型糖尿病外来をされているのですが、会うたびに、年賀状にも書いてあるのですが、「研究、どないなってんねん。なんとかせい。お前研究してるんやろ」言うて。もう誰よりも怖いんですよ(笑)。それもあって、ほんと、なんとかしたい。膵島移植でよくなるっていうのもわかっているし。ただ、ドナーが少ないので移植用の細胞ができないんです。

いま、政府の最先端研究開発支援プログラムで採択されたプロジェクトでは、僕たちは三つの病気をターゲットに掲げて研究を進めています。その一つが、1型糖尿病なんです。実は今、アメリカのベンチャー企業と共同研究を進めています。そこはES細胞／iPS細胞からのβ細胞誘導という点で、世界で最も研究が進んでいます。iPS細胞研究センター独自でもトライし、共同研究でもトライし、なんとかiPS細胞からβ細胞をつくりたいと思って研究しています。プロジェクトでは、患者さん自身への移植というのももちろん考えてはいますが、その前にHLA（白血球の型）を合わせた健常のiPS細胞のバンクをつくっておいて、そこからβ細胞をつくるということを主眼においています。なぜかというと、端的にいってしまえば、患者さん一人ひとりからβ細胞をつくるとなるとものすごくお金がかかるんです。ドナーの細胞からiPS細胞バンクをつくっておいたほうが、より実現性が高いのではないかと思っています。なんとか、とにかくiPS細胞由来のβ細胞ができたら膵島移植の実績はあるわけですし、実現に向けて大きく一歩踏み出せる*と思います。

β細胞への分化誘導は、いま完全に足踏み状態ですから、なんらかのブレイクスルー（突破口）が必要です。だからちょっと予測できないんです。でも、iPS細胞も「できない、できない…」といいながら突然できた訳ですから。それさえできたら、その後は早いと思います。分化誘導でのブレイクスルーが必要ですね。

ブレイクスルーは、宝くじと一緒で、一枚しか買わなかったら当たらないんですよ。いっぱい買ってたら、誰かがどこかで当たるんです。誰かがどこかで当たったらいいんですよ。僕らとしたらここ（iPS細胞研究センター）で当てたいと思って研究していますけれど（笑）。大事なことは研究する人が増えるということなんです。

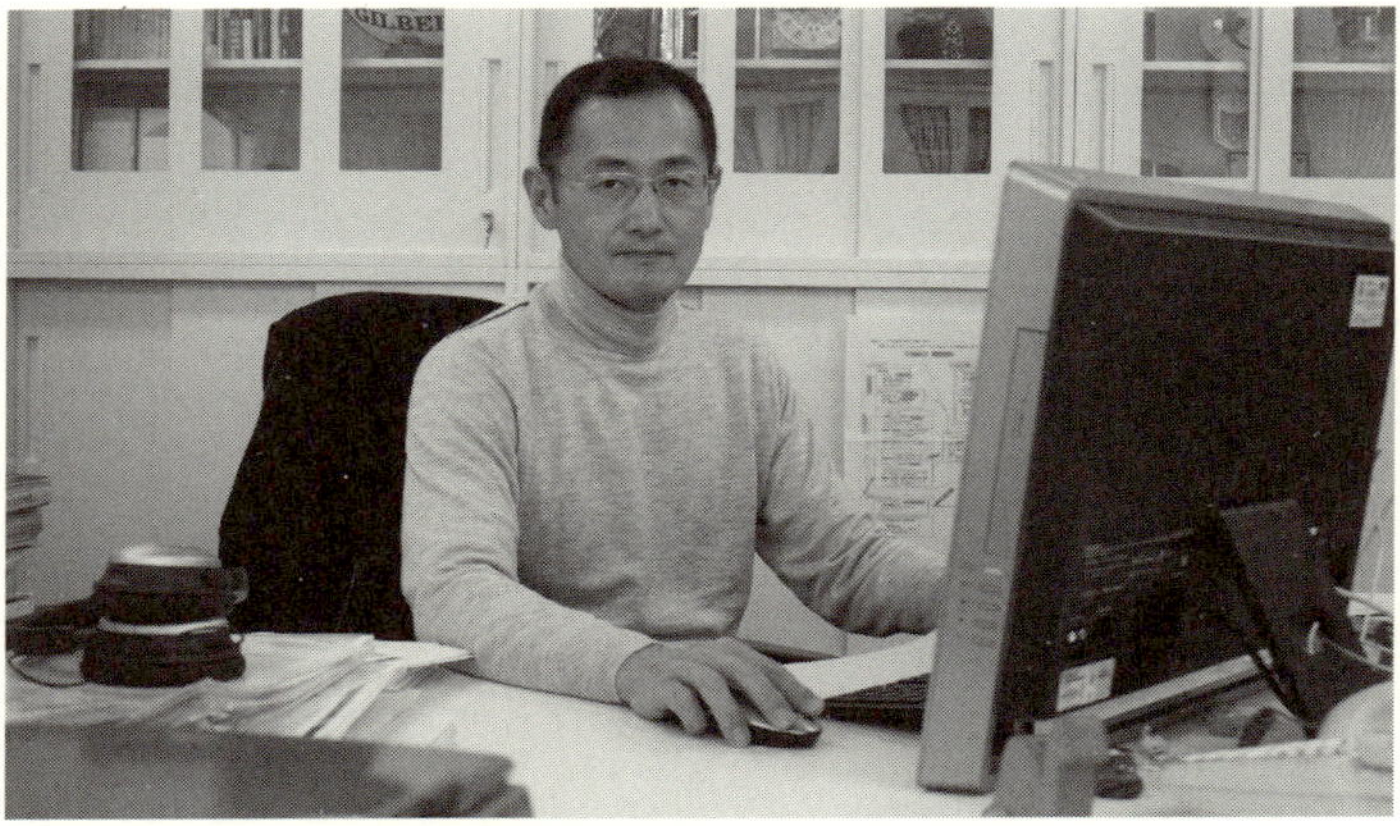

山中伸弥教授（iPS 細胞研究所のオフィスにて）。

写真提供：京都大学 iPS 細胞研究所

ですから、日本IDDMネットワークが研究基金をつくって研究費を支援されているというのは、本当に大切だしすばらしいことです。

僕たち、もともと医者ですからよくわかるんですけど、うちの研究室でも半分以上の研究員は医学部以外の出身の方です。彼らに、「今やっている研究の先には、こういう人たちが待っているんだ」と口で説明しても伝わらないんですね。やっぱり、患者さんと接する機会をもたないとわかりませんね。研究って失敗がほとんどですから、研究室にこもって研究してばかりいるとモチベーションが下がってきてしまうんで

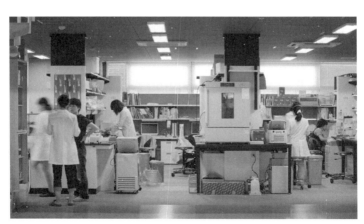

iPS 細胞研究所のオープンラボの様子。

写真提供：京都大学 iPS 細胞研究所

す。でもそこで、「そうか、頑張ればこういう人に役に立つんだ」と思えれば、全然モチベーションが違いますから。患者・家族の方との交流は非常に大切だと思います。

僕たちは、研究の成果を待っている患者さんがいることはわかっていて、なんとか貢献したいと思って一生懸命がんばっています。ぜひ、日夜、新しい治療の開発のために頑張っている研究者がいるということを患者さんも知っていただければと思います。

患者さんを目の前にして、いつごろ実現できるかというのははっきりとお伝えできないのがつらいところですが、少しでも役に立つような研究がおこなわれていることを知っていただくことで希望をもっていただければと思います。

＊．iPS細胞由来のβ細胞ができたあと、細胞移植治療に応用されるまでには、．iPS細胞の安全性、作製効率などの問題が解決されなければならない。

出典：『1型糖尿病［IDDM］お役立ちマニュアル』PART4「1型糖尿病の道を拓く―医療者 研究者 患者・家族とともに―」（日本IDDMネットワーク編著／認定NPO法人日本IDDMネットワーク刊／二〇一〇年）

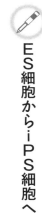

ES細胞からiPS細胞へ

前項ではiPS細胞を開発した山中教授の話を紹介しましたが、ここからは、iPS細胞についてさらに詳しく見ていきます。

山中教授がiPS細胞の開発成功を発表したのは、二〇〇六年です。当時、再生医療の分野では、「ES細胞（胚性幹細胞）」を医療に応用する研究が世界じゅうで盛んにおこなわれていました。

ES細胞とは、受精卵が分裂を始めた初期の段階のものを体外に取り出して培養した細胞のこと。ES細胞も分裂を繰り返して、さまざまな器官の細胞になる能力をもっています。一九八一年にイギリスで初めてマウスのES細胞がつくられ、一九九八年にはアメリカで、ヒトのES細胞が開発されました。ところがこのES細胞は、そのまま成長すればマウスやヒトになるはずの受精卵を使うため、研究によって命を犠牲にすることになるといった批判が出されていたのです。

そこで、山中教授は、ES細胞を使うのではなく、患者の体の細胞から、ES細胞によく似た細胞をつくろうと考えました。「すでに皮膚などの細胞になった細胞をもとのまっさらな状態にもどす（初期化する）」という方法を考えたのです。

受精卵から分裂した細胞がどんな細胞へ発達するかは、細胞に組み込まれた遺伝子の働きによって決まります。たくさんある遺伝子のなかで、どの遺伝子が働くかで分化の方向が決まるのです。山中教授はＥＳ細胞のなかに初期化に働く遺伝子があるのではないかと考えました。

そして、山中教授の研究チームは、細胞を初期化する遺伝子探しをはじめました。まず、ヒトの体に二～三万個ほどあるといわれる遺伝子から、二十四個の遺伝子までしぼりこみました。さらに実験を繰り返した結果、とうとう初期化に必要な遺伝子を四つまでしぼりこむことができました。そうして二〇〇六年八月、山中教授の研究チームは、マウスの細胞を初期化してＥＳ細胞に似たｉＰＳ細胞をつくることに成功したと発表。二〇〇七年十一月には、ついにヒトの皮膚の細胞からもｉＰＳ細胞をつくることに成功したと発表しました。すると、なんと同じ日に、アメリカのウィスコンシン大学の研究チームも同様の研究成果を発表。ところが、世界的な開発競争が進むなか、二〇一二年、ｉＰＳ細胞の開発者として山中教授にノーベル生理学・医学賞が与えられ、功績が評価されたのです。

生物の体から採取した細胞をもとにしてつくられた、体のあらゆる細胞に分化する能力をもつこの細胞を、山中教授は、induced pluripotent stem cells（人工多能性幹細胞）と名づけました。略称はその頭文字からｉＰＳ細胞としました。「ｉＰＳ」の最初の「ｉ」が小文字になっているのは、開発当時に大人気だったアップル社製の音楽プレイヤー「ｉＰｏｄ」にあやかったことからだといいます。

ｉＰＳ細胞の三つの可能性

ヒトの皮膚からｉＰＳ細胞をつくるのは、皮膚から細胞を採取し、四つの遺伝子を入れて三～四週間培養するといった簡単な作業だといわれています。その作業だけで、すでに皮膚に分化していた細胞が初期化されてｉＰＳ細胞になるというのです。ｉＰＳ細胞は、さまざまな刺激が与えられることで、筋肉、神経、心臓、肝臓など、二百種類以上の体の細胞になることが可能だと考えられています。

ｉＰＳ細胞の研究は大きく分けて三つのことに可能性があるといわれています。ひとつは再生医療、もうひとつは病気の原因の解明、そして新しい薬の開発です。

①再生医療

病気やけがで失った組織や臓器を復活させる、臓器移植などの医療技術が「再生医療」。病気やけがで具合の悪い部分の細胞をiPS細胞からつくり、移植することで、その働きを補う。

②病気の原因解明

病気の人から細胞をとってiPS細胞をつくり、病気の状態を再現する。その様子を観察することで、病気の人の細胞にはどんな変化が起こっているのかを調べ、病気の原因の解明に役立てることができる。

③新薬の開発

マウスなどの実験動物ではなく、ヒトのｉＰＳ細胞からつくった臓器などの細胞で新薬の試験をおこなうことができる。

事故や病気などによって、心臓、腎臓、肝臓、肺などの臓器の機能が低下してしまった場合、ほかの人から健康な臓器の提供を受け、臓器を入れかえる手術がおこなわれることがあります（「臓器移植」という）。しかしこの方法では、適合する健康な臓器を提供してくれる人（ドナー）が見つからないことや、移植手術が成功しても適合しないこと（拒絶反応）があるなどといった問題点があります。

こうしたなかでｉＰＳ細胞は臓器移植に希望の光をもたらしました。ｉＰＳ細胞から必要な臓器をつくりだし、それを移植するというのです。このことで、ドナー不足や拒絶反応などの問題の解消につながる可能性があります。

再生医療の発展についていえば、横浜市立大学の研究グループは二〇一三年七月、ヒトのｉＰＳ細胞から直径五ミリメートルほどの小さな肝臓の「種」をつくることに成功したと発表しました。ヒトのｉＰＳ細胞からヒトの臓器をつくったのは世界初でした。

これをマウスの頭部に移植し、観察した結果、肝臓がもつ働きをしていることが確認できたといいます。この肝臓は、マウスの肝臓の病気の治療にも効果があることが認められました。

再生医療の最前線・日本の現状

ところで、トカゲやカナヘビ、イモリのしっぽは、切られてもまたはえて、もとどおりの体に戻ります。ヒトの皮膚も軽いすり傷や切り傷ぐらいであれば、再生して、もとどおりになります。ヒトの皮膚の細胞にも再生能力があるからです。しかしヒトの場合、皮膚や血管、骨、筋肉、肝臓などにはある程度の再生能力があるものの、そのほかの部分には再生能力がほとんどないと考えられてきました。ところが近年は、ＥＳ細胞やｉＰＳ細胞などの研究が進めば、必要な細胞をどんなものでも人工的につくりだすことができるようになると考えられています。

そもそも「細胞」とは、生物の体を形づくる一番の基本となるものです。ヒトの体は約二百種類、六十兆個の細胞が集まってできています。この膨大な数の細胞も、すべてがたったひとつの受精卵から分裂してできたのです。

生物の体には、受精卵と同じように、分裂を繰り返す細胞があります。これを「体性幹細胞《たいせいかんさいぼう》」といいますが、「体性幹細胞」は受精卵と違い、分化する細胞の種類がかぎられています。たとえば、体性幹細胞のうち「造血幹細胞」は分裂を繰り返し、赤血球や白血球をつくっていきます。こうした「体性幹細胞」は、もともと人の体に備わっているものですが、先にふれたＥＳ細胞もｉＰＳ細胞も、人工的につくった「幹細胞」といえるものなのです。

これまでにも再生医療の分野では、新しい技術がどんどん開発されてきました。そのひとつが、培養皮膚の技術です。全身やけどで皮膚の多くを失った場合、ヒトの皮膚の再生能力では追いつきません。このような場合の治療方法として開発が進められているのが、培養皮膚です。培養皮膚による治療では、患者さんの体から、健康な部分の皮膚を少量だけ採取し、それを培養して面積を増やしてから全身にはりつけます。日本では、この治療技術が二〇〇七年から国の認可を受け、実際の医療の現場で活用されています。

さらに、近年注目されているのが、細胞シートの技術です。細胞シートとは、本人の細胞を培養して増やし、薄いシートのような状態にしたものです。この細胞シートを、まるでばんそうこうでもはるようにして、目の角膜や心臓の筋肉、歯の根元やひざの軟骨などにはり、これらの臓器を再生することが可能だと考えられています。現に二〇〇七年には、心筋梗塞の患者さんに対し、細胞シートをつかった世界初の治療が日本でおこなわれ、成功しています。

また、日本では、へその緒が再生医療の研究に役立っています。母親のお腹のなかにいる赤ちゃんは、へその緒で母親の体とつながって、酸素や栄養を受け取っています。へその緒に含まれる血液（さい帯血）には、血液のもとになる幹細胞（造血幹細胞）が多く含まれています。このさい帯血を利用して、白血病などの血液の病気の治療がおこなわれています。また、生まれた時のさい帯血を凍結保存し、将来自分が病気になった時に、再生医療に使用するという研究も進められています。

さらに、「人工臓器」にも新しい再生医療の技術を応用する研究がどんどん進んでいます。「人工臓器」とは、金属や合成樹脂などからつくられる、病気になった内臓のかわりをする臓器のこと。心臓の働きを正常に保つペースメーカーは、その代表です。ひざが悪くなった患者に使われる人工関節も、人工的につくられた器具です。ところがこれらは、長いあいだ使用していると、体に合わなくなってくることもあります。そこで、再生医療を応用してつくられた細胞を人工臓器などの素材として使用し、より体になじむ人工臓器や器具をつくることが考えられています。

がん化を防いで……

ヒトのＥＳ細胞は、受精後数日目の胚から細胞を取り出し、培養してつくられます。そのまま育っていればヒトになるはずの胚を壊すため、命を犠牲にすることになるなどの問題が指摘されています。

これに対しiPS細胞は、受精卵を使わないので、ES細胞が抱える命の問題はありません。ところが、iPS細胞がいろいろな臓器に分化する際、がん細胞になることがあると指摘されています。そのため、iPS細胞を病気の治療に使うにあたって、がん細胞になりそうな細胞が残らないようにすることが、今後の大きな課題となっています。

そうしたなか二〇一四年九月十二日、理化学研究所などのチーム（リーダー：高《たか》橋《はし》政代《まさよ》氏）は、放っておくと失明の可能性のある加齢黄斑変性という難病の七十代女性に、本人の皮膚からつくったiPS細胞を網膜細胞に変化させて移植しました。

二〇〇七年にヒトでiPS細胞がつくられて以来、実際にヒトへ移植されたのは世界初のこと。手術前にはiPS細胞が、がんになる危険性などを時間をかけて調査していましたが、患者の症状が進行していたことから、新しい治療法につながる可能性があるとして、二〇一三年二月に厚生労働省に臨床研究の実施を申請し、同年七月に承認を得て、さらに安全性の検証を続けたのち、手術が実施されました。

山中教授は「ヒトのiPS細胞ができて七年という非常に短い時間で臨床研究と

いう大きな第一歩を踏み出した。敬意を表したい」と語りました。

このニュースは、1型糖尿病の患者さんや医療関係者にも期待を与えたのはいうまでもありません。iPS細胞からβ細胞をつくる再生医療の可能性へつながるからです。

目の病気の再生医療の場合には、移植する細胞の数が少ないこと、その上、目はがんができにくく、がんができても発見・治療しやすいことなど好条件があります。しかし、ほかの臓器の場合、iPS細胞が大量に必要とされ、がん化の可能性もより高くなります。また、早期治療が必要な病気の場合、あらかじめ患者自身の細胞からiPS細胞をつくる時間がないことから、iPS細胞を備蓄しておく必要があるので、劇症と急性発症の場合には向かないことも指摘されています。それでも、緩徐進行の場合には、十分期待がもてるとも考えられています。

日本は、再生医療の分野で世界のトップを走っているのは間違いありません。将来、β細胞が再生されることにより、膵臓提供者の有無にかかわらず膵島移植がおこなわれる日がくると期待されています。

結びにかえて～フィンランドと私

私と1型糖尿病

さて自分史を書くのは「おれが、おれが」という感じで、少し気が引けるのですが、私と1型糖尿病の関わりについてお話しさせていただきたいと思います。

一九七九年に慶應義塾大学医学部を卒業したとき、期する事があり、大学医局に残りませんでした。研修医時代は循環器志望で、ほとんど重症病棟におりました。どの病院でも若い医師の勤務は厳しく、一か月間病院に泊りこんだこともあります。

そのころ結婚することになりました。私のあまりの忙しさを見かねた指導医から、結婚後の一か月間は重症患者をもたないという「温情」をいただきました。その代わりに、別に専門にならなくていいから、糖尿病患者の教育入院のシステムをつくってくれないかということでした。当時、研修病院には糖尿病の医師がいなくて困っていました。今から考えると研修医に頼むとは乱暴な話でしたが、引き受けました。

始めてみると、その面白いこと！　どこがというと「チーム医療」です。スタッフと相談しながら医療を進めていくことが新鮮でした。次に患者さんへの「教育」が治療の中心となっていること。一所懸命やれば若い医師でも患者さんの「心の変容」、「行動の変容」を獲得できる素晴らしさを知りました。今までの医療と違う！目からうろこでした。文献を読み漁り、「専門医」になる決意を固めていきました。

何人もの恩師の先生がいらっしゃいますが、中野忠澄《なかのただすみ》多摩老人医療センター内分泌科医長（当時）から多くのことを学びました。立川相互病院で糖尿病代謝科長となり、日本内科学会雑誌や日本糖尿病学会雑誌に四本の論文を書きました。その後、地域の医療連携や、糖尿病の考え方について、近藤甲斐夫《こんどうかいお》先生から多くの影響を受けました。また大先輩の済生会中央病院の松岡健平《まつおかけんぺい》先生、東大第三内科の当時の第一研究室の先生方にも温かくご指導を受けました。一九八九年に糖尿病学会専門医、一九九四年に糖尿病学会指導医、一九九五年に糖尿病学会学術評議員になりました。

私の専門は糖尿病と感染症、網膜症の患者管理、糖尿病の脂質異常症、インスリン治療です。近藤先生の薫陶を受け、地域の医療連携システムの構築を手がけました。先生は地域の医療連携を推進する研究会「西東京臨床糖尿病研究会」を設立されました。その後この会は公立昭和病院の貴田岡正史《きたおかまさふみ》先生の卓越した指導力で大きく発展、ＮＰＯ法人となりました。西東京糖尿病療養指導士の育成、災害医療に対するマニュアルの作成、管理栄養士の開業医への紹介システム、各種研究会の育成など非常に幅広く活動しています。私はその副理事長として奮闘しました。この法人は現在一般社団法人臨床糖尿病支援ネットワークとして大きく発展しています。

そのほか日本糖尿病学会、日本糖尿病療養指導認定機構、東京都糖尿病協会、東京都医師会生活対策病委員会、東京都糖尿病対策推進会議、南多摩医療圏糖尿病医療連携検討会の仕事など、よくもまあこんなに引き受けてきたなあと思っています。肩書倒れになってしまいそうです。

フィンランドの医療

私の大きな転機になったのはフィンランドの医療に傾倒したことでした。一九九七年、世界糖尿病連合総会がフィンランドのヘルシンキでありました。もう二十年も前のことです。その際にタンペレという都市にある糖尿病センターを見学する機会がありました。

もとよりフィンランドという国には大きな興味がありました。専門医としては、もちろん世界でもっとも1型糖尿病患者の多い国としての興味でした。ほかにも、ソビエト連邦から決然と独立を守った国、日本と同じく第二次大戦に負けて多額の賠償を受けたにもかかわらず、NATOに入らず中立国として、福祉国家として大きく発展している国であることが不思議で、以前からフィンランドの歴史に興味がありました。そして何よりシベリウスの音楽が大好きでした。交響曲第3番、第4番、第6番、第7番や交響詩タピオラ、ピアノ曲、合唱曲・歌曲など好きな曲がいっぱいです。今でも週に何曲かは聞きます。

糖尿病センターを見学できたのは衝撃でした！　まずその設備に感激しました。湖畔にあり、体育館や教室、実習室など充実していました。日本では入院となるとプライバシーが守られないのですが、そこではツインの宿泊施設が併設されていました。病院というよりも、糖尿病教育センターにホテルが併設されているようでした。当時日本での1型糖尿病の治療といえば、「正しい時間にインスリンを打ちましょう」「決まった時間に決まったものを食べましょう」「エネルギー量を制限しましょう」など、「ましょう」という言葉で終わる、医者はまさに「ましょう（魔性）の男」「ましょう（魔性）の女」でした。

当時私は、そのような医療に漠然と疑問をもっていました。患者さんがインスリン量を変更すること、エネルギー量を年齢に応じて多くすることや補食をとることなどは、私もすでにおこなっていましたが。しかし、当時の日本の1型糖尿病医療の呪縛から逃れることはできませんでした。

私にとって、フィンランドの1型糖尿病の医療は「目からうろこが落ちる」ものでした。何より1型糖尿病の人たちの生活スタイルを尊重して、とてもフレキシブルな指導がおこなわれていることに驚きました。なんと今から二十年も前に、「パーティに出かけたとき食事が不規則で長時間になる場合のインスリンの打ち方」「朝寝坊してしまったときのインスリンの打ち方」など、患者さんの状況をシュミレーションしながらライフスタイルに合わせて指導がおこなわれていました。

また、1型糖尿病の児童、思春期前期のグループでは、講義がないことが特徴でした。あくまでグループのなかでの討議で教育していきます。臨床心理士が1型糖尿病の子どもの絵を書いて、「この子がどんな気持ちかな」と聞いていったり、カードゲームを利用したり、本当に教育法が多彩でした。また、思春期後期の子どもたちは五日間かけて「劇」をグ

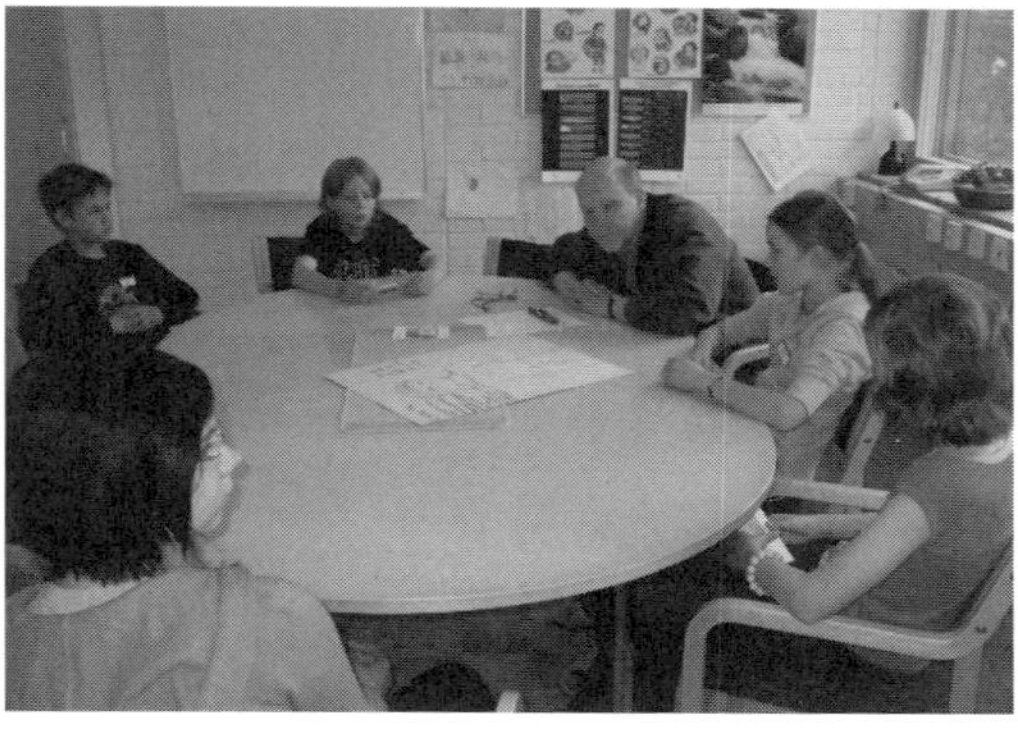

フィンランドの糖尿病センターの子どもたちのグループワークの様子。心理士の人とともに自画像を描き、病気の人の気持ちを考える。

ループでつくっていました。「劇」のなかで1型糖尿病について表現します。もちろん二十年前からカーボカウント法で教育されていました。

二〇〇六年に見学した時の経験でしたが、思春期前期のグループで、全く先生の話を聞かず寝転んでいた子が一人いました。先生方は全く注意しません。「なんで注意しないのか」と私が聞くと、「あの子は運動の時、率先してやっているからいいんだ」とのこと。その子がなんと最終日には自らインスリンを注射するし、先生の話を聞くようになっているではありませんか。運動の時間には元気にリーダーをつとめたようです。さすが「教育の国」フィンランドです。

皆が同じ宿舎に泊まるのですから、まるで合宿です。一週間、同じ1型糖尿病の仲間と過ごすことで、1型糖尿病について学んでいきます。そして1型糖尿病を受け入れ、気持ちを前向きにもって、帰っていくのです。

運動のひとつに（2型糖尿病の患者さんが中心ですが）ノルディックウオーキング（二本のストック（杖）を両手にもって地面をつきながら歩く、フィンランド発祥のウォーキング）もおこなっていました。近くの遊園地までピクニックに行く企画もありました。

このように、私はフィンランドの糖尿病治療に頭をガーンと打たれました。そして、フィンランドの医療、とくに1型糖尿病を学ぶためにはフィンランド語は欠かせないと考え、フィンランド語の学習から始めました。もちろん医師をはじめ医療者との会話は英語で十分です。しかし患者さんと話すときはどうでしょうか。その国の言葉を勉強することが、その国を一番知ることだと思います。十二年間勉強しました。今でも、できるだけフィンランド語の文章を読むようにしています。

毎年行くふるさとのような村もできました。北極圏に近いラップランドの、三千六百九十四平方キロメートルに三千九百九十六人しか住んでいない過疎のラヌア村（正確にはラヌア自治体）です。かつては青森県岩崎村《いわさきむら》（現・深浦町《ふかうらまち》）と姉妹自治体でした。今でもその友好のあかしである「日本の家」があります。世界で一番北にあるラヌア動物園もあります。人口密度はなんと一・一人／平方キロメートル。埼玉県、奈良県とほぼ同じ大きさの村です。この村の健康センターの所長さんが、いつも私に新しいシステムを見せてくれます。前回はインターネットを使って百六十キロ離れたオウル大学の糖尿病専門医の遠隔診療を見せてくださいました。この村のすべての医療福祉介護施設や小中学校を見学でき、実際のフィンランドの医療福祉介護や教育の仕組みをまるごと肌で感じることができました。本村から四十八キロ離れた集落と四十キロ離れた集落に十年以上親しくしている友人がいます。買い物も本村まで行かなければなりません。夏の白夜も、冬のオーロラもすてきな村です。フィンランド語しか通用しない田舎の集落にいるのはとても楽しいです。そして、驚いたことに知人すべて、近い親戚に1型糖尿病の人がいたり、なんと隣の家の息子さんが1型糖尿病だったり、1型糖尿病があたりまえの世界です。

二〇〇六年には、タンペレの糖尿病センターなどを、NPO法人西東京臨床糖尿病研究会の人たちを引き連れて再度見学しました。このときはフィンランド語で子どもたちと直接話すことができました。二〇一六年十月にはヘルシンキで、ノボノルディスク社から出ている持効型インスリン「インスリンデグルデク」についてフィンランド語で講演する機会を得ることができました。数えてみたら、この二十年間に二十三回フィンランドを訪問したようです。

専門クリニックを開設

どうしてもフィンランドのような糖尿病医療がやりたい。日本の保険診療下でもできることをおこなおうと、二〇〇八年東京都多摩市に「多摩センタークリニックみらい」を糖尿病専門医三人で開業しました。二〇一一年には東京都国立市に「クリニックみらい国立」を開業しました。たくさんの糖尿病の方たちに御支持いただき、大きく発展することができました。現在、合わせて約三千人の2型糖尿病と三百四十人の1型糖尿病患者さんが通院しています。三十六名がCSII、八名がSAPを使っています。もちろん外来導入です。糖尿病療養指導士が三十名在籍しています。療養相談を非常に重視し、看護師一〜二名が常時患者さんの相談を受けています。

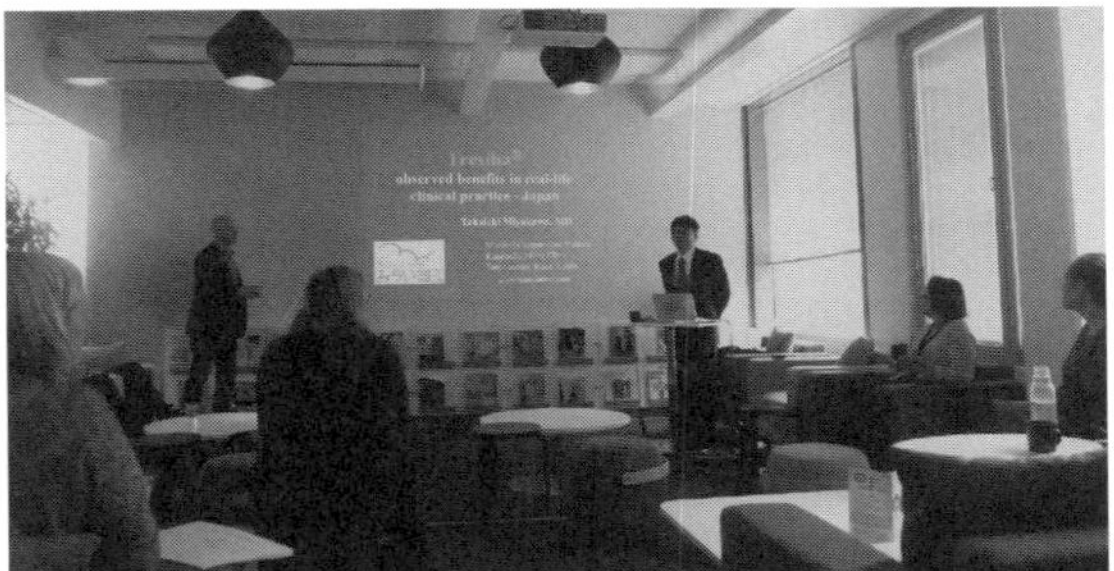

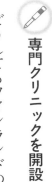

フィンランドヘルシンキでの著者の講演会の様子。

正直、経営的には大変ですが……。

医療法人名は「ユスタヴィア」にしました。フィンランド語で「友人たちを」という意味です。主治医も医療スタッフも患者さんも家族も市民も皆友人として医療を進めていこうという思いを込めました。マークは二羽のカモメ。前を飛んでいるのは患者さん、後ろを飛ぶのは医療スタッフを表しています。ヘルシンキの港にはカモメがとても多いのです。『かもめ食堂』という映画をご覧になった方も多いと思います。そして色は白と青、フィンランド国旗をモチーフにしつつ、青は「糖尿病の克服のために団結しよう、Unite for Diabetes」のシンボルマーク「ブルーサークル」を表しています*。当法人では、治療に対する自己効力感を患者さんにもってもらうことを心がけています。患者さんが治療に生活を合わせるのでなく、生活に治療をできるだけ合わせていくということです。当院の看護師のモットーは、①聞く、②見守る、③待つ、④ほめる、⑤支える、⑥選択してもらうということです。加えていえば当法人の治療中断率は年間六％です。この数字は非常に低いと考えています。

「ユスタヴィア」のロゴマーク。

ある製薬会社から「治療中断に対する再受診勧奨ガイド」というパンフレットを共著で出版させていただいたこともあります。

＊二〇〇六年に国連で「糖尿病は世界的な脅威であり、実効的な対策が必要だ」と採択されたのをきっかけに、ブルーサークルは糖尿病のシンボルに掲げられた。ブルーは国連の旗の色、サークルは「団結」「生命」「健康」を意味している。

1型のつどい

クリニックみらい国立では、クリニックの看護師が中心となり、年に三回のペースで「1型のつどい」を開催しています。患者さんどうしや、クリニックと患者さんの交流の場として二〇一二年に始まりました。最新機器や書籍の紹介のほか、「1型糖尿病のきほん」「意外と知らない？　低血糖」「インスリンとカーボ」など基本的なことから、「1型女子お茶会」など対象をしぼったものまで、さまざまなテーマで開催しています。東日本大震災で被災された福島県の患者会の方をお招きし、災害対策講座をおこなったこともあります。セミナー形式もあれば、食事会といった形で催すこともあり、患者さんどうしが治療方法や生活の工夫などについて情報共有する機会となっています。

1型のつどいの大きな目的は、参加した患者さんに1型糖尿病との多様な付き合い方を知っていただくことです。患者さんの1型糖尿病と一緒に生きていく思いは、その人の性格や通院している医療機関の治療方針、生活環境で大きく変わります。なかには、血糖値の管理に過度にしばられてしまう方や、「どうして自分だけ」といった気持ちから抜け出せない方もいらっしゃいます。そういった患者さんが、ほかの患者さんとの交流を通じて、1型糖尿病を受容し、自分に合った付き合い方を見つけることで、病気にしばられるようなことなく自分らしく生きられることを願っています。そのため、参加者はクリニックの患者さんに限定せず、できるだけ多様な患者さんが集うように外部へも広くよびかけています。

1型のつどいは、クリニック側にとっても、患者さんや1型糖尿病について理解を深められる貴重な場です。患者さんの新たな一面や、診察室では聞けない正直な気持ちを知ることもあり、それが診療にいかされることもあります。

また、診察室での診療とは別に患者さんへのアプローチの手段にもなっています。たとえば、インスリンポンプ療法について診察室で説明するよりも、実際に使用している患者さんの経験を聞くほうが、実感をもてるということもあります。

このように1型のつどいは、患者さんが1型糖尿病と付き合っていく上で、そして医療側と患者さんが関係を築く上でも、大きな役割を果たしています。

1型糖尿病の人たちとともに

私の医師としての歩みは、糖尿病医療の発展とともにありました。一九八一年、インスリンの保険適用になったときは、初期研修医が終了したときでした。インスリン療法が格段に進歩し、2型糖尿病においてはたくさんの種類の経口薬や注射が上市されました。糖尿病の医療は大きく発展変貌しました。

私が糖尿病専門をめざした一九八三年から通院している1型糖尿病患者さんが今

もいらっしゃいます。当時高校生や大学生だった患者さんが就職して、結婚、そして今ではいいおっちゃんやおばちゃんになっています。孫までいる方もいます。まさに「同時代」を生きてきたことを実感しています。今の若い糖尿病患者さんに孫ができるころ、その孫の世代には、1型糖尿病は完治できる過去の病気になっていることを夢見ています。

この三十六年で一番変わったのは「患者医療者関係」だと思います。日本にも遅ればせながら欧米から患者中心の医療の考え方が入ってきました。「糖尿病医療学」という新しい学問もできました。でもまだ日本の医療の現状は古い「知らしむべし、よらしむべからず」という家父長的ともいえる医療が残存していると思います。これを打破していくのは、やはり私たち皆（患者・医療者・市民）だと思います。

1型糖尿病の人たちは、いわゆる「慢性疾患」や「難病」といわれる疾患のなかでも、いろいろな治療を選択でき、インスリン量の決定など、非常に自由裁量の幅がある選択肢があります。FGMにより連続のグルコース測定が可能となったことは、より詳細なコントロール状況を1型糖尿病の人たちが把握することを可能にしました。今まで医療機関が「独占」していたリアルな血糖コントロールの状況を、1型糖尿病の人たちはすぐに生活のなかで知ることができるようになりました。これは革命的な治療の「民主化」といえるかもしれません。

1型糖尿病の人たちの経験や工夫が交流され、医療従事者の経験と統合されれば、明日の医療の在り方の典型をつくっていく気がしてなりません。インターネットやSNSで情報が飛び交う時代です。正しい情報がすべての1型糖尿病の患者さんに伝えられたら、大きく医療は変わるでしょう。そのとき、真に「患者中心の医療」が実現するのではないかと考えています。繰り返しになりますが、そのためには1型糖尿病の医療費をめぐる問題がいくらかでも緩和されることが、大きく進む必要条件になると思います。自己負担の軽減は悲願です。

医師と患者さんは友人であり、お互いに「ユスタヴィア」が理想の関係だと思っています。一緒に未来に羽ばたくパートナーだと考えています。ともに歩みながら少しでも患者さんのＱＯＬが向上し、日常生活が楽になり、合併症を先延ばしにしていくことを考えて治療にあたっています。

私のクリニックでは、幸いなことにこれまで失明された患者さんも透析が必要になった患者さんもいません。患者さんとともに医療の革新を期待しつつ、これからも前向きな二人三脚を続けていきたいと願っています。

１型糖尿病医療も日進月歩の感があります。ｉＰＳ細胞による医療の可能性を考えると、今後患者さんの「インスリンフリー」の実現もそう遠くない将来にも思えます。まさに１型糖尿病も「治る」病気になる日がちかづいています。もとより、一九八〇年以降、今日に至るまで遺伝子組み換え技術により、ヒトインスリンは大量に生産されるようになりました。日本でもインスリンを打てなくて諦めた命のあったことはもうずいぶん昔のことのように思われます。しかし、発展途上国では現在もインスリンが手に入らないために、多くの幼い命が失われている事実もあります。

今回、1型糖尿病についてなるべく広い視野で考えてみようとして、本づくりをおこないました。このことは、日常の忙しさのなかで忘れがちだった大切なことを、改めて思い出させてくれました。

この本が出版されることになったのは、1型糖尿病を巡る課題に共感してくださったミネルヴァ書房の杉田啓三社長のおかげです。また今人舎の稲葉茂勝社長には出版の推薦をいただき、細部にわたり、私のつたない文書を点検していただきました。

医療法人ユスタヴィアクリニックみらい国立看護師長の岡崎扶美恵さん（日本糖尿病療養指導士・西東京糖尿病療養指導士・看護支援専門員・一般社団法人臨床糖尿病支援ネットワーク広報委員）、看護師・保健師の福嶋美春さん（西東京糖尿病療養指導士）には、「T1DM MEET UP 2016 in TOKYO」の部分をはじめ、いくつかの部分の加筆をおこなっていただきました。ここに皆様に深謝いたします。

資料

❶用語解説

・**飢餓療法**（↓78、105ページ）

食事を極端に制限してインスリンの消費を抑える糖尿病の治療法。

・**吸入インスリン**（↓30ページ）

吸入器を使って口から吸い込むタイプのインスリン。肺から血液に取り込まれる。アメリカでは承認され発売されているが、日本では未承認。

・**経口インスリン**（↓30ページ）

錠剤などの飲み薬で摂取するタイプのインスリン。世界でもまだ研究段階で、胃の消化作用でインスリンが破壊されてしまうことが課題になっている。

・**昏睡**（↓16、21、36、53、58、175ページ）

外界の刺激に全く反応せず、完全に意識が失われている高度の意識障害の状態。筋肉の弛緩、反射機能の消失などが起こる。糖尿病性昏睡の場合、高血糖によって起こる。

・再生医療（↓167、177、186、187、188、189、190、191、193ページ）

病気やけがで失われた臓器や組織を再生させる医療。患者本人の細胞を使って人体の部品をつくるため、臓器移植で起こりうる拒絶反応の心配がない。

・自己抗体（↓28、29ページ）

自分自身の体の構成成分と反応を起こす抗体。

・心筋梗塞（↓22、59、133、190ページ）

冠状動脈（心臓に酸素や栄養を送る血管）の一部が詰まり、心臓の筋肉の一部が壊死することで起こる病気。最悪の場合は失神、呼吸停止、心停止となる。

・神経障害（↓21、22、23、59ページ）

糖尿病の合併症のひとつで、糖尿病性神経障害ともいう。高血糖などの代謝異常が長く続くことで起こる末梢神経の障害。手足のしびれや痛み、知覚異常、起立性低血圧（立ちくらみ）、発汗異常などがみられる。糖尿病性網膜症（↓P215）と糖尿病性腎症と並んで糖尿病の三大合併症といわれている。

・腎症（↓21、43、58ページ）

高血糖の状態が長く続くことにより、腎臓の機能が低下する病気。進行すると人工透析の必要がある。

・**診療報酬**（↓132、138ページ）

患者が保険で診療を受けたとき、診療所や病院、薬局がおこなった医療サービスに対して、公的医療保険が支払う報酬。

・**セカンドオピニオン**（↓151ページ）

より良い決定をするために、もうひとりの人から聞く意見。とくに医療の分野では、医師の診断や治療方法が適切か、患者が別の医師の意見ももとめて決めることを指す。

・**動脈硬化**（↓22、54、59ページ）

動脈の壁が厚くなったり硬くなったりして血管が狭くなり、弾力が失われた状態。血流が悪くなって血管が壊れやすくなり、脳梗塞や心筋梗塞を引き起こす。

・**脳梗塞**（↓22、59ページ）

脳に酸素や栄養を送る動脈が細くなり詰まったりして、血液が流れにくくなる病気。血流の低下が起こった場所に応じて、運動麻痺や感覚障害、失語症などが起こる。

・**ヘモグロビン**（↓27、28ページ）

血液中の赤血球に含まれる、赤色色素蛋白質。呼吸で得た酸素と結合して酸化ヘモグロビンとなり、体内の各組織に酸素を運ぶ働きがある。

・**補食**（↓**31、36、48、49、83、116ページ**）
必要に応じて、通常の食事に加えてものを食べること。

・**ホルモン**（↓**14、49、106ページ**）
体内の内分泌腺でつくられ、体液を通じて運ばれ、特定の細胞や組織、器官の活動に影響を及ぼす物質の総称。インスリンはホルモンの一種。

・**網膜症**（↓**21、58ページ**）
網膜に障害が起こり、視野が狭くなったり視力が低下したりする病気の総称。最悪の場合、失明する。

・**山中伸弥**（↓**177、178、183、184、185、192ページ**）
一九六二年大阪府生まれ。医学博士。京都大学iPS細胞研究所所長（二〇一七年時点）。二〇〇六年、マウスの皮膚細胞からiPS細胞（↓P177）をつくることに成功。翌年にはヒトの皮膚細胞でも成功し、再生医療の実現に向けて多大な業績を築いた。二〇一二年、ノーベル生理学・医学賞を受賞。

❷1型糖尿病に関する書籍・ウェブサイト紹介

・『1型糖尿病［IDDM］お役立ちマニュアル』（PART1～5）

日本IDDMネットワーク／編著　認定NPO法人日本IDDMネットワーク

・『1型糖尿病でも大丈夫　発症から50年を振り返って』

小野愛美・小野進／著　二〇一七年　東京図書出版

・『1型糖尿病の治療マニュアル』

丸山太郎・丸山千寿子／編　二〇一〇年　南江堂

・『こどもの1型糖尿病ガイドブック　患児とその家族のために』

日本小児内分泌学会糖尿病委員会／編　二〇〇七年　文光堂

・『絶望なんかで夢は死なない〝難病Jリーガー〟杉山新、今日も全力疾走。』

杉山新／著　二〇一三年　イースト・プレス

- **『はなちゃんとチクリとびょうきのおはなし』**
  しみずふうがい・日本IDDMネットワーク／著　二〇一三年　認定NPO法人日本IDDMネットワーク
- **『僕はまだがんばれる〝不治の病〟１型糖尿病患者、大村詠一の挑戦』**
  大村詠一／著　二〇一四年　じゃこめてい出版
- **『やらな、しゃーない！　１型糖尿病と不屈の左腕』**
  岩田稔／著　二〇一六年　KADOKAWA
- **『わたし糖尿病なの　小児糖尿病の少女医師をめざす』**
  南昌江・南加都子／著　一九九八年　医歯薬出版
- **日本糖尿病協会**／https://www.nittokyo.or.jp/
- **日本IDDMネットワーク**／http://japan-iddm.net/
- **糖尿病ネットワーク　１型ライフ**／http://www.dm-net.co.jp/type1/
- **DMTOWN「１型ひろば」**／http://www.dm-town.com/iddmpark/index.html

主な対象エリア	名称
愛知県	つぼみの会愛知・岐阜／エバーグリーン 1型DMの会／中部つぼみの会・ヤングの会（愛知・岐阜）／酒井内科ヤングの会
三重県	つぼみの会三重／中部つぼみの会・ヤングの会（三重）
滋賀県	京都滋賀つぼみの会
京都府	京都滋賀つぼみの会／京都ヤングの会
大阪府	大阪杉の子会／大阪くるみの会／近畿つぼみの会／近畿ヤングの会／老松さろん
兵庫県	兵庫県小児糖尿病親の会／大阪杉の子会／兵庫県糖尿病ヤングの会／ひまわり会／近畿つぼみの会
奈良県	あゆみの会
和歌山県	和歌山つぼみの会／大阪杉の子会／近畿つぼみの会
鳥取県	大山家族
島根県	大山家族／ヤングキャラボク
岡山県	岡山県小児糖尿病協会（岡山つぼみの会）／WA！の会
広島県	広島「もみじの会」
山口県	広島「もみじの会」／あなろぐの会
徳島県	徳島つぼみの会
香川県	せとっ子の会
愛媛県	愛媛ブルーランドファミリーの会／四国ヤングの会
高知県	高知県小児糖尿病つぼみの会
福岡県	福岡ヤングホークス／ひまわり会／ブルースカイ／Iの会
佐賀県	特定非営利活動法人 DM ユース佐賀
長崎県	特定非営利活動法人ことのうみの会
熊本県	熊本つぼみの会／DM 風の会
大分県	大分ヤングの会
宮崎県	ヤングフェニックス父母の会／フェニックス ID の会
鹿児島県	大隅あゆみの会／鹿児島つぼみの会／さくらんぼの会／鹿児島 YOUNG の会
沖縄県	沖縄県ハッピーサマークラブ
インターネット・公開行事	IDDM-Network ／ DM VOX

参考資料：日本 IDDM ネットワークホームページ
(http://japan-iddm.net/life-info/daily-life/supportgroups/)

❸患者会リスト

主な対象エリア	名称
北海道	北海道つぼみの会
青森県	青森ヤングスターズ
岩手県	岩手つくしんぼ友の会
宮城県	けやきの会
秋田県	特定非営利活動法人秋田県１型糖尿病の会
山形県	蔵王かえでの会／東北ウィナーズ（WINNERS）（旧：東北ヤングの会）
福島県	たんぽぽの会
茨城県	茨城小児糖尿病の会（茨城つぼみの会）
栃木県	栃木つぼみの会／DIA-BERRY
群馬県	群馬小児糖尿病の会（ひまわり会）／群馬ヤングDMこむぎの会
埼玉県	埼玉つぼみの会／East Club（埼玉ヤングの会）
千葉県	千葉つぼみの会／すずらんの会（１型糖尿病女性患者の会）
東京都	東京なかよし会／つぼみの会／わかまつ会／葵会／愛宕ヤングサークル「こんにちわ会」／ウイング／女子医大ヤングの会／チャレンジの会／ひまわりの会
神奈川県	相模原つぼみの会／横浜つぼみの会／わかめの会／インスリン・レディの会
新潟県	新潟ペガサスの会／新潟ヤングの会
富山県	特定非営利活動法人補食の会／TRYの会／富山小児・ヤング合同糖尿病委員会
石川県	北陸つぼみの会／つばさの会／北陸小児糖尿病サマーキャンプ運営委員会
福井県	福井ひまわりの会（福井県小児糖尿病家族会）
山梨県	やまびこの会
長野県	信州ぶらんこの会／信州ヤングの会
岐阜県	つぼみの会愛知･岐阜／中部つぼみの会･ヤングの会（愛知･岐阜）
静岡県	静岡県つぼみの会／いちふじ会（１型糖尿病患者会 in Shizuoka）／浜松つぼみの会／静岡ふじばら会／静岡県ヤングの会

さくいん

あ行

か行

《著者紹介》

宮川高一（みやかわ・たかいち）

1954年9月生まれ。1979年慶應義塾大学医学部卒業。立川相互病院副院長を経て、2008年2月より多摩センタークリニックみらい院長。同年8月15日医療法人ユスタヴィア設立、理事長就任。2011年よりクリニックみらい国立院長。著書に『糖尿病ナビゲーター』（メディカルレビュー社、2010年)、『レッツ・スタディ新版 患者のための糖尿病読本』(桐書房、2004年 ）など多数。

編集：こどもくらぶ（稲葉茂勝、関原瞳）
制作：エヌ・アンド・エス企画（高橋博美）

写真：© evgenyb-Fotolia.com（P32 上）

シリーズ・福祉と医療の現場から⑥
1型糖尿病をご存知ですか？
──「1型はひとつの個性」といえる社会をめざして──

2018年3月20日　初版第1刷発行　〈検印省略〉

定価はカバーに
表示しています

著　者　宮　川　高　一
発行者　杉　田　啓　三
印刷者　和　田　和　二

発行所　株式会社　ミネルヴァ書房
607-8494　京都市山科区日ノ岡堤谷町1
電話代表　(075)581－5191
振替口座　01020－0－8076

平河工業社

ISBN978-4-623-08311-4
Printed in Japan